K. Rasche, J. Teich-Bělohradský, Y. Izat

Schlaffibel für Kinder und Jugendliche

AF558306

Katerina Rasche, Juliane Teich-Bělohradský,
Yonca Izat

Schlaffibel für Kinder und Jugendliche

1. Auflage

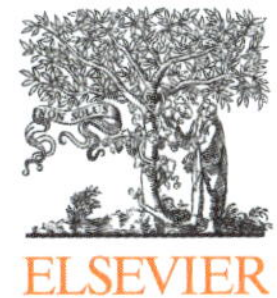

Elsevier GmbH, Bernhard-Wicki-Str. 5, 80636 München, Deutschland
Wir freuen uns über Ihr Feedback und Ihre Anregungen an kundendienst@elsevier.com

ISBN 978-3-437-21327-4
eISBN 978-3-437-05148-7

Alle Rechte vorbehalten
1. Auflage 2022
© Elsevier GmbH, Deutschland

Wichtiger Hinweis für den Benutzer
Die medizinischen Wissenschaften unterliegen einem sehr schnellen Wissenszuwachs. Der stetige Wandel von Methoden, Wirkstoffen und Erkenntnissen ist allen an diesem Werk Beteiligten bewusst. Sowohl der Verlag als auch die Autorinnen und Autoren und alle, die an der Entstehung dieses Werkes beteiligt waren, haben große Sorgfalt darauf verwandt, dass die Angaben zu Methoden, Anweisungen, Produkten, Anwendungen oder Konzepten dem aktuellen Wissensstand zum Zeitpunkt der Fertigstellung des Werkes entsprechen.
Der Verlag kann jedoch keine Gewähr für Angaben zu Dosierung und Applikationsformen übernehmen. Es sollte stets eine unabhängige und sorgfältige Überprüfung von Diagnosen und Arzneimitteldosierungen sowie möglicher Kontraindikationen erfolgen. Jede Dosierung oder Applikation liegt in der Verantwortung der Anwenderin oder des Anwenders. Die Elsevier GmbH, die Autorinnen und Autoren und alle, die an der Entstehung des Werkes mitgewirkt haben, können keinerlei Haftung in Bezug auf jegliche Verletzung und/oder Schäden an Personen oder Eigentum, im Rahmen von Produkthaftung, Fahrlässigkeit oder anderweitig übernehmen.

Für die Vollständigkeit und Auswahl der aufgeführten Medikamente übernimmt der Verlag keine Gewähr.
Geschützte Warennamen (Warenzeichen) werden in der Regel besonders kenntlich gemacht (®). Aus dem Fehlen eines solchen Hinweises kann jedoch nicht automatisch geschlossen werden, dass es sich um einen freien Warennamen handelt.

Bibliografische Information der Deutschen Nationalbibliothek
Die Deutsche Nationalbibliothek verzeichnet diese Publikation in der Deutschen Nationalbibliografie; detaillierte bibliografische Daten sind im Internet über https://www.dnb.de abrufbar.

22 23 24 25 26 5 4 3 2 1

Für Copyright in Bezug auf das verwendete Bildmaterial siehe Abbildungsnachweis

Das Werk einschließlich aller seiner Teile ist urheberrechtlich geschützt. Jede Verwertung außerhalb der engen Grenzen des Urheberrechtsgesetzes ist ohne Zustimmung des Verlages unzulässig und strafbar. Das gilt insbesondere für Vervielfältigungen, Übersetzungen, Mikroverfilmungen und die Einspeicherung und Verarbeitung in elektronischen Systemen.

In ihren Veröffentlichungen verfolgt die Elsevier GmbH das Ziel, genderneutrale Formulierungen für Personengruppen zu verwenden. Um jedoch den Textfluss nicht zu stören sowie die gestalterische Freiheit nicht einzuschränken, wurden bisweilen Kompromisse eingegangen. Selbstverständlich sind **immer alle Geschlechter** gemeint.

Planung: Ursula Jahn, München
Projektmanagement: Martha Kürzl-Harrison, München
Redaktion, Abbildungsmanagement, Herstellung: Michaela Mohr/Michael Kraft, mimo-booxx|textwerk., Augsburg
Bildredaktion und Rechteklärung: Katja Sieger-Schauer, München
Satz: abavo GmbH, Buchloe/Deutschland; TnQ, Chennai/Indien
Druck und Bindung: Drukarnia Dimograf Sp. z o. o., Bielsko-Biała/Polen
Umschlaggestaltung: HildenDesign, München; SpieszDesign, Neu-Ulm
Titelfotografie: Victoria Borodinova, Pexels

Aktuelle Informationen finden Sie im Internet unter **www.elsevier.de**

Geleitwort

Schlaf, Kindlein, schlaf!
Der Vater hüt die Schaf.
Die Mutter schüttelt's Bäumelein,
Da fällt herab ein Träumelein,
Schlaf, Kindlein, schlaf!
(Kinderlied)

Liebe Leserin, lieber Leser,
erholsames Schlafen ist ein seliger Zustand und spendet Kraft und Energie. Das Schlafen wird zum Problem, wenn es nicht funktioniert. Schlafstörungen sind für Jugendliche, aber auch besonders bei jüngeren Kindern für die Angehörigen, wenn sie länger anhalten, eine große Belastung. Schlafstörungen führen zu Stress und Sorgen, die Leistungsfähigkeit wird durch Müdigkeit oder durch einen verschobenen Schlaf-wach-Rhythmus beeinträchtigt. Diese Probleme können sich gegenseitig mit der Schlafstörung im Sinne eines Teufelskreises aufschaukeln. Die Ursachen für Schlafstörungen sind im Einzelfall unterschiedlich, es gibt jedoch einige Regeln zum Schlafen und Wissenswertes darüber bei Kindern und Jugendlichen. Dies hat Katharina Rasche mit ihren Mitautorinnen Yonca Izat und Juliane Teich-Bělohradský in diesem Ratgeber zusammengefasst. Die Schlaffiebel wendet sich an Eltern und Jugendliche und kann bei der Überwindung von Schlafproblemen helfen. Bei einer chronischen Schlafstörung sollte ärztlicher oder psychotherapeutischer Rat gesucht werden.
Ich wünsche Ihnen/euch viele Anregungen beim Lesen und Erfolg beim besseren Schlafen.

Berlin, im März 2022
Dipl.-Psych. Clemens Povel
Kinder- und Jugendlichenpsychotherapeut/Supervisor
Leitender Psychologe
Vivantes Kliniken
Klinik für Kinder- und Jugendpsychiatrie, Psychotherapie und Psychosomatik – Berlin

Fehler gefunden?

https://else4.de/978-3-437-21327-4

An unsere Inhalte haben wir sehr hohe Ansprüche. Trotz aller Sorgfalt kann es jedoch passieren, dass sich ein Fehler einschleicht oder fachlich-inhaltliche Aktualisierungen notwendig geworden sind.
Sobald ein relevanter Fehler entdeckt wird, stellen wir eine Korrektur zur Verfügung. Mit diesem QR-Code gelingt der schnelle Zugriff.
Wir sind dankbar für jeden Hinweis, der uns hilft, dieses Werk zu verbessern. Bitte richten Sie Ihre Anregungen, Lob und Kritik an folgende E-Mail-Adresse: kundendienst@elsevier.com

Autorinnen

Dr. med. Katerina Rasche
Vivantes Klinikum Neukölln
Klinik für Kinder- und Jugendpsychiatrie,
Psychotherapie und Psychosomatik
An der Wuhlheide 232a
12459 Berlin

Dr. med. Juliane Teich-Bělohradský
Vivantes Klinikum Neukölln
Klinik für Kinder- und Jugendpsychiatrie,
Psychotherapie und Psychosomatik
Zadekstr. 53
12351 Berlin

Dr. med. Yonca Izat
Klinik für Kinder- und Jugendpsychiatrie,
Psychotherapie und Psychosomatik
Vivantes Klinikum im Friedrichshain
Vivantes Klinikum Neukölln

Abbildungsnachweis

G1109	Abrahams, S. et al.: Chapter 52 – Antioxidant effects of curcumin and neuroaging. In: Factors Affecting Neurological Aging. Elsevier. 1st ed. 2021
H128	Buttgereit, F. et al.: Clocking in: chronobiology in rheumatoid arthritis. In: Nature Reviews Rheumatology. Volume 11, Issue 6, Pages 349–356. Springer Nature, March 2015
J787	Colourbox.com
L106	Henriette Rintelen, Velbert
L138	Martha Kosthorst, Borken
L141	Stefan Elsberger, Planegg
L143	Heike Hübner, Berlin
L231	Stefan Dangl, München
L255	Irina Kart, Berlin
M1096	Katerina Rasche, Berlin
M516	Dr. med. Sabine Frauenknecht, Fachärztin für Psychiatrie und Psychotherapie, Freiburg
V492	abavo GmbH, Buchloe

Alle Kapitelaufmacher von Colourbox.com

Inhaltsverzeichnis

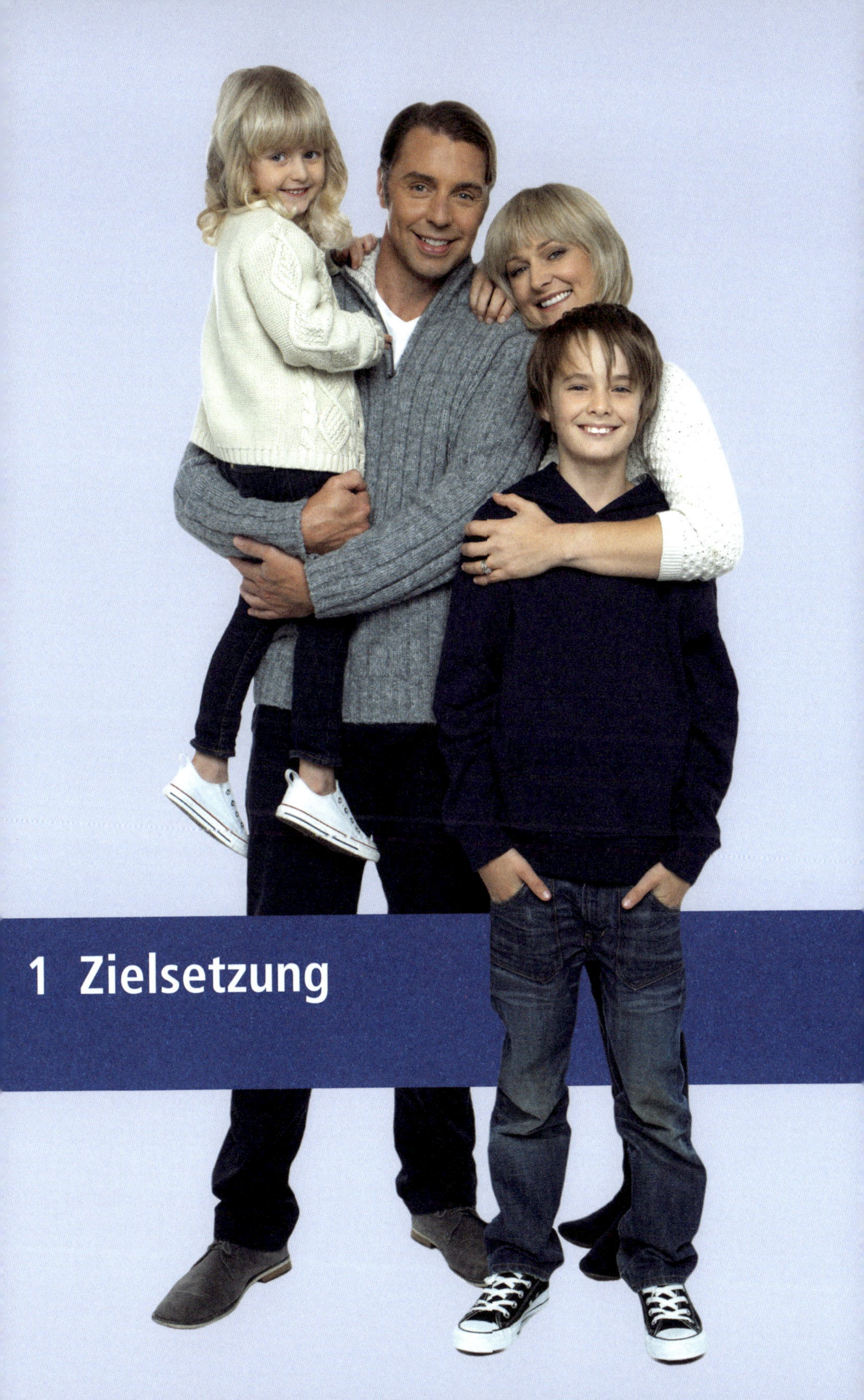

1 Zielsetzung

In dieser Schlaffibel wollen wir uns an Kinder und deren Eltern sowie an Jugendliche direkt wenden und ihnen einfache und alltagspraktische Hilfe gegen Schlafprobleme an die Hand geben.

Der Mensch verbringt etwa 36 % des Lebens schlafend. Schlaf scheint demnach auf irgendeine Art und Weise wichtig zu sein. Doch die meisten von uns verschwenden kaum einen Gedanken an Schlaf. Schlafprobleme treten bei Kindern und Jugendlichen häufig auf und können sehr viele verschiedene Gründe haben. 15–25 % der Kinder und Jugendlichen leiden unter Schlafproblemen [1, 2, 3, 4], was zu Tagesmüdigkeit, schulischen Problemen, Störungen der emotionalen Entwicklung und im Jugendalter zu Schwierigkeiten bei der Emotionsregulation führen kann. Kinder und Jugendliche sowie ihre Eltern leiden enorm unter diesem Zustand. Ein schlafloses Kind macht die gesamte Familie schlaflos und müde zugleich. So kann die abendliche Zubettgehsituation einerseits zu häufigem Streit und Eskalationen führen oder andererseits mit erheblichen Ängsten und Sorgen verbunden sein. Gleichzeitig sind mehr Herausforderungen für Familien hinzugekommen: Die zunehmende Omnipräsenz von Medien auch im Kinderzimmer sowie steigende Anforderungen in Schule und Freizeit bereits im Kindesalter stören den gesunden Schlaf. Themen wie Bindungssicherheit spielen bei jüngeren Kindern eine Rolle und umgekehrt können Eltern, die unter chronischem Schlafmangel leiden, häufig weniger feinfühlig in Interaktion mit ihren Kindern treten.

Einen besonderen Raum nimmt in der Entwicklung eines Säuglings die langsame Einstellung eines Schlaf-wach-Rhythmus ein. Zur prägenden Lebenserfahrung junger Eltern gehören immer auch ein Gefühl der Fremdbestimmung durch den Säugling, „Störung" oder sogar Entzug des eigenen Schlafes, sowie der Umgang mit dieser Situation. Akute Störungen des Schlafverhaltens im frühen Säuglings- und Kleinkindalter können zu Krisen- und Gefährdungssituationen führen, die einer raschen Intervention durch Fachkräfte bedürfen. Die in dieser Fibel geschilderten Empfehlungen gelten grundsätzlich auch für Säuglinge und Kleinkinder, trotzdem ist die Behandlung von Schlafstörungen in dieser Altersgruppe oft noch komplexer und stärker von den individuellen Lebensbedingungen der gesamten Familie geprägt. Deshalb konzentrieren wir uns in dieser Fibel auf das Schlafverhalten von Kindern ab dem Alter von zwei Jahren. Unbehandelt bestehen bei Schlafproblemen in allen Altersstufen eine hohe Chronifizierungstendenz und das Risiko für die Entstehung von tatsächlichen Schlafstörungen und psychischen Störungen.

Ein gesunder Schlaf hat jedoch förderliche Einflüsse auf die Konsolidierung des Langzeitgedächtnisses und motorischer Fähigkeiten [5], schützt vor der Entstehung von psychischen Erkrankungen [4] und sogar Suizidalität [6, 7]. Daneben bestehen auch vielfältige körperliche Vorteile, wie zum Beispiel ein vermindertes Risiko für Übergewicht [17] und einem gestärkten Immunsystem [8].

Es besteht ein großer Unterschied zwischen dem Wissen um gesunden Schlaf und der Umsetzung im Alltag [9]. Auch unter Ärzten werden Schlafprobleme teilweise nicht erkannt und Behandlungen zu spät angeregt [10]. Vor diesem Hintergrund ist uns das frühe Erkennen von Schlafproblemen durch Eltern, Betreuer, Behandler, Lehrer und Jugendliche selbst wichtig. Darüber hinaus wollen wir dazu anregen, bei Scheitern der im Folgenden aufgeführten Maßnahmen zeitnah Hilfen in Anspruch zu nehmen.

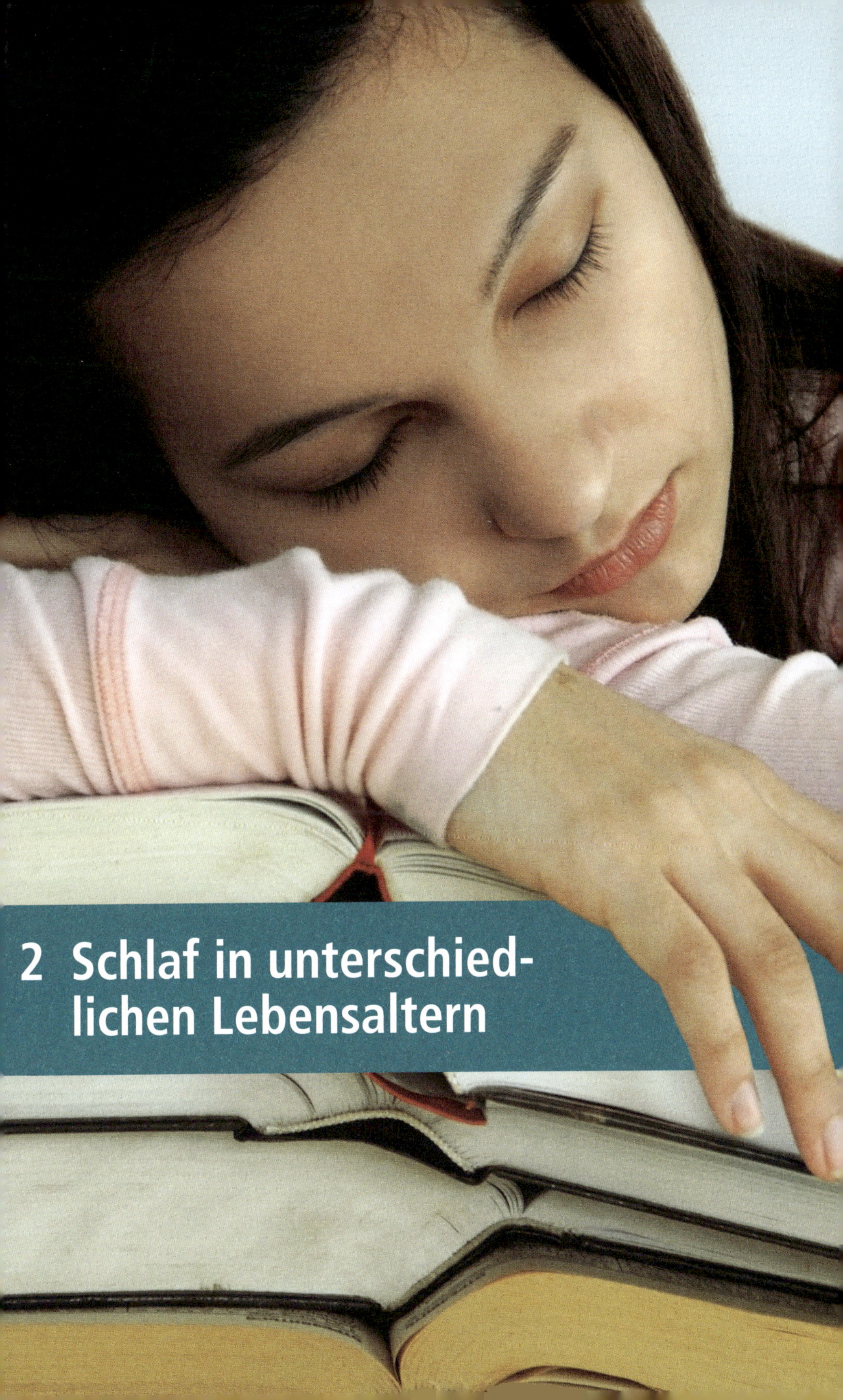

2 Schlaf in unterschiedlichen Lebensaltern

An Eltern und ihre Kinder

Was ist Schlaf eigentlich?

Schlaf ist vielleicht die effektivste Sache, die wir jeden Tag tun können, um die Gesundheit unseres Gehirns und unseres Körpers wiederherzustellen. Und wenn wir ein bisschen mehr verstehen, was Schlaf ist, können Sie sowohl die Quantität als auch die Qualität Ihres Schlafes und den Ihrer Kinder verbessern.

Im Schlaf schaltet sich das Gehirn nicht einfach aus. Genau genommen sind manche Bereiche des Gehirns während der Schlafphase aktiver als in der Wachphase. Schlaf wird nicht nur von einer einzelnen Struktur des Gehirns gesteuert, sondern durch ein Netzwerk. Die innere Uhr – auch Meisteruhr genannt – sagt uns, wann wir wach sein und wann wir besser schlafen sollten. Diese Struktur interagiert mit einer ganzen Reihe anderer Bereiche innerhalb des Gehirns und gibt den Takt für den Schlaf-wach-Rhythmus vor. Dieser wird von verschiedenen inneren und äußeren Reizen, sogenannten Zeitgebern, beeinflusst (➤ Abb. 2.1). Zu den inneren Reizen können Informationen aus dem Immun- und Nervensystem gehören. Die wichtigsten Zeitgeber sind jedoch der Wechsel von Helligkeit und Dunkelheit, körperliche Aktivität, Mahlzeiten und gesellschaftliche Normen wie Schulbeginn, Arbeitszeiten, Mahlzeiten.

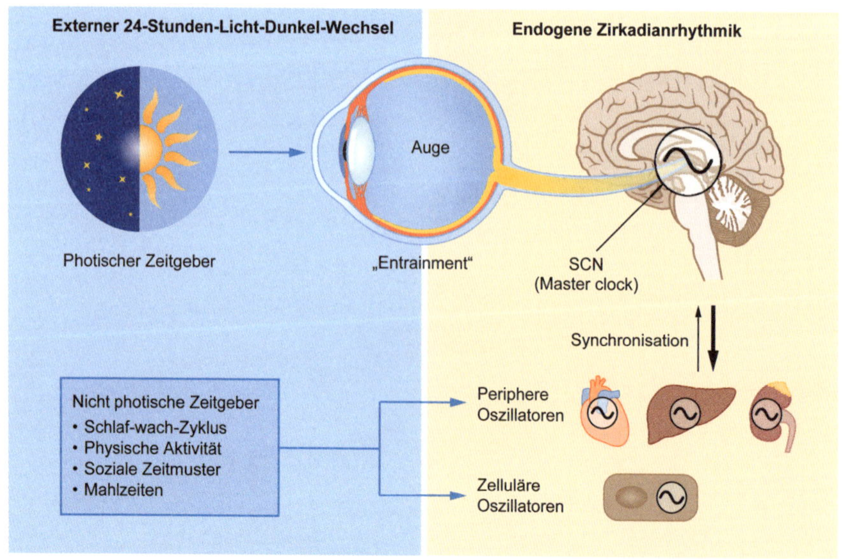

Abb. 2.1 Innere und äußere Zeitgeber. Die innere Uhr synchronisiert aktiv die zeitliche Abfolge biologischer Funktionen mit der Umgebung. [H128; L231]

Wie viel Schlaf brauchen Kinder?

Der individuelle Schlafbedarf von Kindern unterliegt starken Schwankungen, daher sind die folgenden Werte als Richtlinien zu verstehen.

AUF EINEN BLICK

Wie viel Schlaf ist normal?

- Bis zum **18. Lebensmonat** noch mindestens **drei Schlafphasen/ 24 Stunden**
- Vor dem **3. Geburtstag** meist noch Nachtschlaf und Mittagsschlaf

Im Alter von:

- **3** Jahren **12–13 Stunden** Nachtschlaf, plus ggf. Mittagsschlaf
- **4** Jahren **11–12 Stunden** Nachtschlaf, plus ggf. Mittagsschlaf
- **6** Jahren im Durchschnitt **10,5 Stunden** Schlaf
- **10** Jahren im Durchschnitt **10 Stunden** Schlaf
- **14** Jahren im Durchschnitt **9 Stunden** Schlaf
- **16** Jahren im Durchschnitt **8 Stunden** Schlaf
- **17–18** Jahren im Durchschnitt **7–8 Stunden** Schlaf [11, 12]

Weiterhin ist zu beachten, dass es **Lerchenkinder (Morgenmenschen)** und **Eulenkinder (Abendmenschen)** gibt. Bei den Lerchen ist die innere Uhr nach vorn verschoben, die Kinder werden morgens früh wach und sind besonders gut am Vormittag lernbereit und konzentriert. Dafür sind sie am Abend schneller müde und gehen früh ins Bett. Bei den Eulen ist die innere Uhr nach hinten gestellt. Sie sind morgens müde und dafür am Nachmittag und Abend aktiv. Die Gesamtschlafdauer ist bei beiden Schlaftypen gleich. (➤ Abb. 2.2).

Bindungstheoretische Überlegungen

Verhaltensweisen, die das Kleinkind bei Müdigkeit, Zwischenerwachen und Angst zeigt, können als Aktivierung des Bindungsverhaltens verstanden werden. Das Bindungsverhalten ist bei Kleinkindern aktiviert, wenn Kleinkinder Sicherheit und Geborgenheit (wie einen sicheren Hafen) bei ihren Bezugspersonen suchen. Es wird beispielsweise bei Unwohlsein (durch Müdigkeit, Angst, Überforderung) aktiviert, dann sucht ein Kind die Zuwendung der Eltern. So kann das Zwischenerwachen auch dazu die-

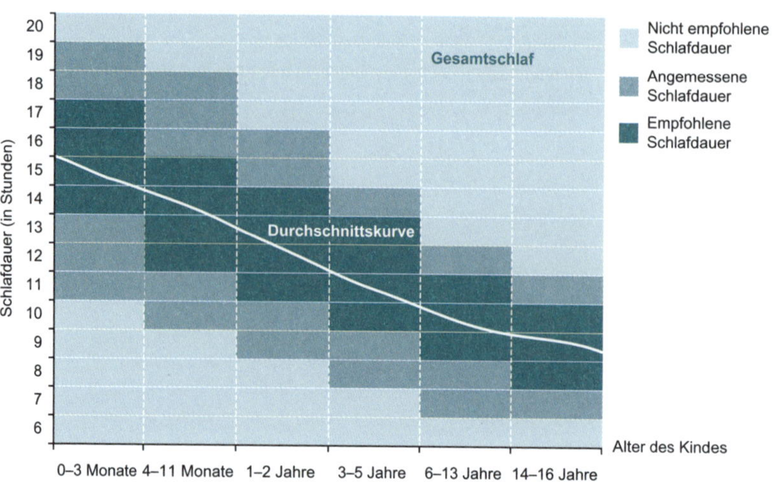

Abb. 2.2 Perzentilkurve für die Gesamtschlafdauer von Kindern und Jugendlichen [V492]

nen, sich der Nähe der Eltern zu vergewissern. Bei einigen Kleinkindern werden jedoch zur Schlafenszeit Alarmsignale im Gehirn und Körper aktiviert. Bei Schlafproblemen bedeutet dies, dass das Kind durch sein Zwischenerwachen auch ein Unwohlsein und Trennungsangst zum Ausdruck bringen kann. Es braucht dann seine Eltern, um sich zu regulieren. Diese Kleinkinder benötigen die feinfühlige Zuwendung der Eltern, um ruhig schlafen zu können. Feinfühlige Zuwendung setzt voraus, dass die Eltern die Signale des Kindes wahrnehmen, sie richtig interpretieren und prompt und angemessen darauf reagieren (➤ Abb. 2.3).

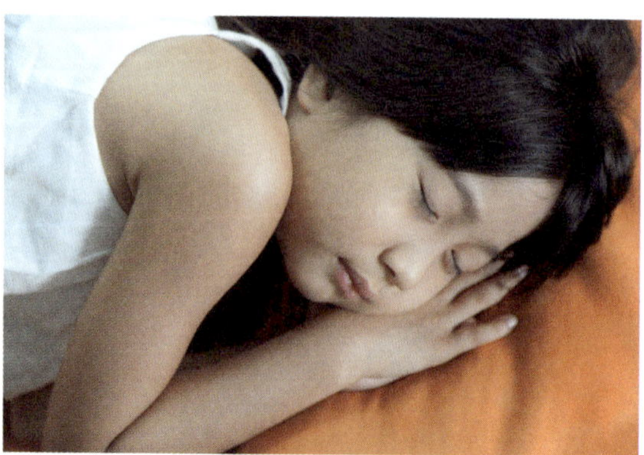

Abb. 2.3 Kinder haben einen anderen Schlafrhythmus als Erwachsene. Für sie kann Sonntagmorgen 5 Uhr eine normale Aufstehzeit sein, für die Eltern aber nicht. Von einer „Schlafstörung" zu sprechen, wäre hier fehl am Platz. [J787]

Das Befinden der Eltern spielt eine große Rolle dabei, dass sie angemessen auf ihre Kleinkinder reagieren können. Manche Eltern sind durch schlaflose Nächte so erschöpft, dass sie sich ihrem Alltag nicht mehr gewachsen fühlen. Sie können nicht mehr feinfühlig reagieren oder entwickeln sogar schlechte Gefühle dem Kind gegenüber. Es kann zu Fehlinterpretationen des kindlichen Verhaltens kommen, typische Gedanken der Eltern können z. B. sein: „Das Kind möchte mich ärgern. Dem Kind ist nur langweilig und es lässt mich absichtlich nicht schlafen.“ Daher sollte die nächtliche Schlafsituation auch für Eltern so gestaltet werden, dass sie am nächsten Morgen erholt, sind [13]. Dies kann durch eine sorgfältige Schlafhygiene der Eltern selbst (➤ Kap. 3) und klare Aufgabenteilung zwischen den Eltern oder mit Einbezug anderer Erwachsener geschehen.

Es besteht die Gefahr, dass die erschöpften Eltern am Tag nicht ausreichend feinfühlige Zuwendung geben können, sich dann aber in der Nacht ganz intensiv dem schlaflosen Kind zuwenden, was auf das Kind unbewusst wie eine „Belohnung“ wirkt. Das kann sogar zu einem Teufelskreis führen. Aber auch in der nächtlichen Interaktion und bei Weinattacken ist natürlich auf feinfühliges elterliches Verhalten zu achten. Bei anhaltendem Weinen geben die Eltern beispielsweise in kurzen Abständen Zuwendung und Rückversicherung, ohne das Kind aus dem Bett zu nehmen. Senden Sie ihrem Kind emphatische Botschaften, die Wärmen, Sicherheit und Verlässlichkeit vermitteln, wie etwa: „Du bist nicht allein!“ – „Alles ist in Ordnung, ich schaue gleich wieder nach dir!“ – „Ich weiß du bist müde und du schaffst es einzuschlafen!“ [4].

Die deutsche Gesellschaft für Kinder- und Jugendmedizin empfiehlt, dass Säuglinge im Schlafzimmer der Eltern schlafen, jedoch in einem eigenen Bett, z. B. Beistellbett, das auch Körperkontakt ermöglicht [1, 2].

Für das Schlafen im Elternbett bei Kindern jenseits des Säuglingsalters, das sogenannte **Co-Sleeping,** gibt es keine einheitliche wissenschaftliche Meinung. Wichtig ist, dass sich alle Familienmitglieder mit der Entscheidung wohlfühlen. Aus unserer klinischen Erfahrung ist das Co-Sleeping kritisch zu betrachten, wenn das Kind unter ausgeprägten Schlafstörungen oder Trennungsängsten leidet, noch regelmäßig bettnässt, sowie bei Kindern und Jugendlichen ab Beginn der Pubertät.

An alle

Was ist Schlafarchitektur?

Die Erforschung der Schlafarchitektur findet seit den 1930er-Jahren mit der Entdeckung der **Elektroenzephalopathie (EEG)** statt. Dabei wird die Hirnaktivität, genauer die elektrische Gehirnwellenaktivität während des Schlafes mittels Elektroden am Kopf gemessen.

Schlaf wird in zwei Stadien unterteilt: Einerseits haben wir einen Tiefschlaf, **Nicht-REM-Schlaf** (REM ist die Abkürzung für das englische Wort **R**apid **E**ye **M**ovement). Andererseits haben wir den Traumschlaf – den **REM-Schlaf.** Im Nicht-REM-Schlaf beginnen Herzfrequenz und Körpertemperatur zu sinken und die elektrische Gehirnwellenaktivität verlangsamt sich. Der Körper wird aufgeladen – das Immunsystem regeneriert sich, das Langzeitgedächtnis wird gefestigt. Und tatsächlich hilft ein tiefer Nicht-REM-Schlaf dem Gehirn dabei, Erinnerungen zu festigen und sie in der neuronalen Architektur des Gehirns zu fixieren (➤ Abb. 2.4).

Während des REM-Schlafes haben wir die lebhaftesten Träume. Die Gehirnwellenaktivität beginnt sich wieder zu beschleunigen. Wir erhalten eine Form der emotionalen und psychischen Erholung. Zusätzlich bekommen wir während des REM-Schlafes einen Schwung für Kreativität und das Einprägen von Bewegungsmustern findet statt.

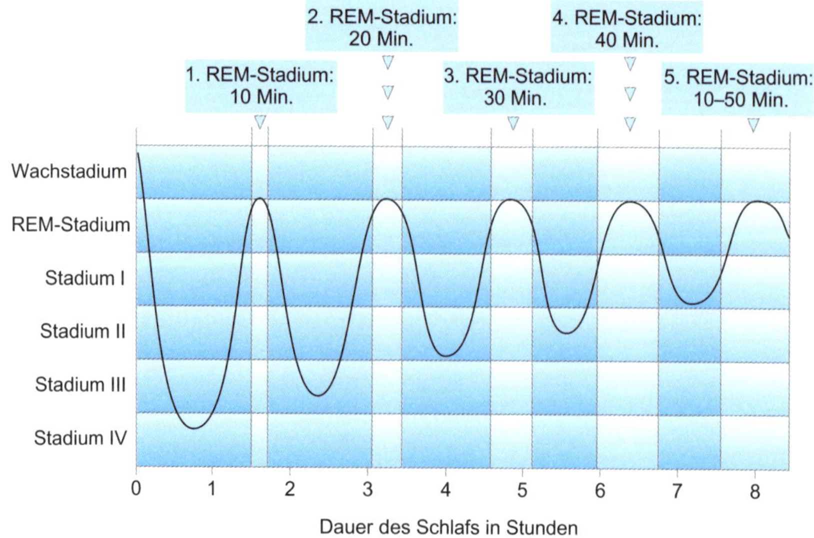

Abb. 2.4 Ablauf und Dauer der Schlafstadien [L106]

Nicht-REM- und REM-Schlaf wechseln sich die ganze Nacht ab. Der Wechsel vollzieht sich alle 90 Minuten und wird die gesamte Nacht hindurch wiederholt. Daraus entsteht ein Standard-90-Minuten-Zyklus. Doch das Verhältnis von Nicht-REM- zu REM-Schlaf verändert sich innerhalb dieser 90-Minuten-Zyklen im Verlauf der Nacht. In der ersten Hälfte der Nacht besteht der Großteil dieser 90-Minuten-Zyklen aus tiefem Nicht-REM-Schlaf. Aber in der zweiten Hälfte der Nacht verschiebt sich das Gleichgewicht und stattdessen bestehen die meisten dieser 90-Minuten-Zyklen aus einem viel schnelleren Schlaf: REM-Schlaf mit intensivem Traumschlaf.

Beim Neugeborenen macht der Traumschlaf die Hälfte des Gesamtschlafes aus. Doch bereits im Verlauf des ersten Lebensjahres verringert sich die REM-Schlafzeit drastisch, während die Nicht-REM-Schlafzeit praktisch gleich bleibt. Im Erwachsenenalter beträgt der REM-Schlafanteil am Gesamtschlaf nur noch 20–25 % (➤ Abb. 2.5).

Wieso brauchen wir Schlaf?

1. **Erholung.** Alles, was wir tagsüber verbraucht haben, muss in der Nacht wiederhergestellt, ersetzt und neu gebaut werden. Es wurde gezeigt, dass innerhalb des Gehirns eine ganze Reihe an Genen nur während des Schlafs angeschaltet wird. Diese Gene sind mit der Regeneration des Körpers und der Aktivierung verschiedener Stoffwechselvorgänge verbunden [14].
2. **Verarbeitung von Informationen und Erinnerungen im Gehirn.** Wir wissen eins: Wenn jemand versucht, eine Aufgabe zu erlernen und dieser

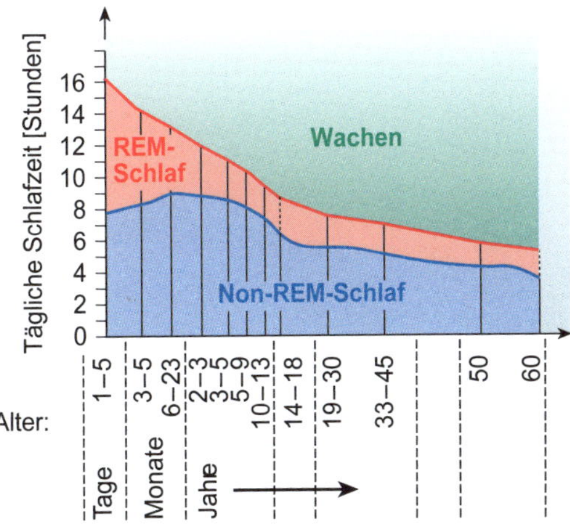

Abb. 2.5 Wachzeiten, REM-Schlaf und Non-REM-Schlaf im Lauf des Lebens [L106]

Person Schlaf entzogen wird, fällt es ihr schwerer zu lernen. Schlaf und die Verarbeitung von Erinnerung sind also sehr wichtig. Es geht aber nicht nur um das Verankern und Abrufen von Erinnerungen. Die Nachtruhe steigert unsere Kreativität. Es scheint, dass im Gehirn wichtige neuronale Verbindungen, wichtige synaptische Verbindungen verknüpft und gestärkt werden, während weniger wichtige abgebaut werden [14, 15].

FAZIT

Schlaf ist also keineswegs ein Zeitvertreib. Er ist keine Sache, die wir einfach so auf die leichte Schulter nehmen können. Es ist eine außergewöhnliche Eigenschaft und Errungenschaft unserer Gesellschaft und es ist fatal, dass vor allem Kinder und Jugendliche teilweise an beängstigendem Schlafentzug leiden (➤ Abb. 2.6).

Was passiert bei Schlafentzug?

Kinder und Jugendliche brauchen **ca. neun Stunden Nachtschlaf,** um die vollständige Hirnleistung zu erlangen, und viele von ihnen bekommen nur fünf bis sieben Stunden Schlaf vor der Schule. Das reicht nicht aus. So sind Kinder und Jugendliche häufig müde und leiden unter Schlafmangel. Das führt zu einem schlechten Gedächtnis, sie sind weniger kreativ, werden impulsiver (Handeln, bevor Folgen überdacht werden können) und haben generell ein schlechteres Urteilsvermögen [15, 16].

Andauernder Schlafmangel unterdrückt ferner das Immunsystem und somit haben müde Menschen ein höheres allgemeines Infektionsrisiko. Weiterhin kann Schlafmangel zu einer Reihe an körperlichen Erkrankungen wie Übergewicht (➤ Abb. 2.7) und Bluthochdruck führen [7].

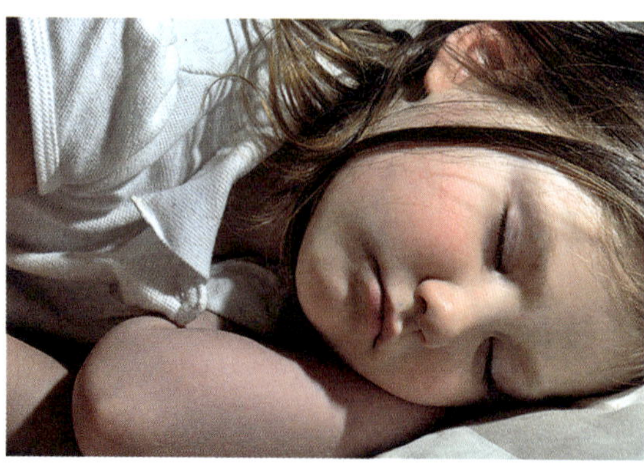

Abb. 2.6 Schlaf sollte ernst genommen werden. [J787]

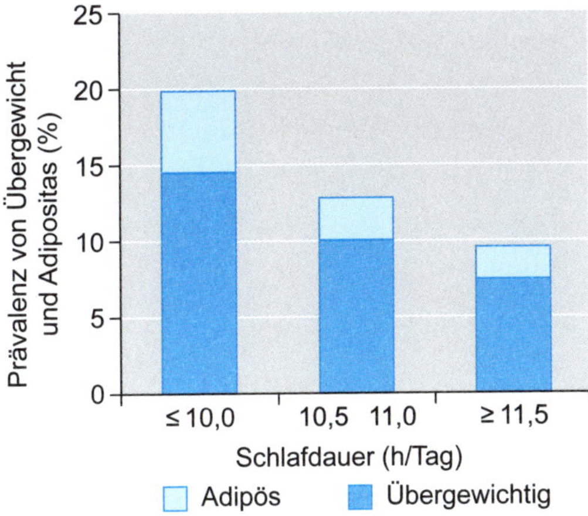

Abb. 2.7 Prävalenz von Übergewicht und Adipositas in Abhängigkeit von der Schlafdauer bei 5- bis 6-jährigen Kindern (nach von Kries et al. 2002).

An Jugendliche

Das Leben von Jugendlichen ist in allen Bereichen voller Herausforderungen. Ihr erlebt Veränderungen in eurem sozialen Leben (etwa neuer Freundeskreis, erste Erfahrungen mit Substanzen wie Kaffee, Alkohol, Nikotin und anderen Drogen), in der biologischen Entwicklung (Umstellung der inneren Uhr) und euch stehen zusätzliche Entwicklungsaufgaben (Unabhängigkeit von den Eltern) gegenüber. Akademische Anforderungen wie Prüfungszeiträume, Hausarbeiten oder Beginn der Berufstätigkeit tragen zusätzlich zu diesen potenziellen Stressfaktoren bei. Angesichts dieser Herausforderungen ist es nicht verwunderlich, dass vor allem in diesem Lebensabschnitt Schlafstörungen sehr häufig auftreten.

Was ändert sich in der Pubertät?

Während der Pubertät erlebst du eine Verschiebung deiner inneren Uhr. Teilweise liegt dies an der veränderten Ausschüttung des Hormons Melatonin [3, 20, 21]. Du wirst später müde und müsstest morgens länger schlafen. Musst du früh aufstehen, kannst du nicht klar denken, bist gereizt und schaltest auf Autopiloten. Aber so fühlen sich viele Jugendliche an jedem einzelnen Schultag. In Wirklichkeit können viele der „unangenehmen“ Eigenschaften, die wir Jugendlichen ankreiden – Launenhaftigkeit, Reizbarkeit, Faulheit, Depressionen –, ein Ergebnis von chronischem Schlafentzug sein. Viele Jugendliche, die mit chronischem Schlafentzug kämpfen, schlagen folgende Kompensationsstrategie ein: Sie konsumieren sehr viel Koffein in Form von Kaffee oder Energydrinks [18]. Im Grunde genommen haben wir eine ganze Generation von müden, aber aufgedrehten jungen Leuten.

Sind Jugendliche Morgenmuffel?

Die innere Uhr verändert deinen Schlafrhythmus so, dass du später zu Bett gehen und später aufstehen möchtest. Wenn man dich morgens um 6 Uhr weckt, bringt man dich um deinen Schlaf, den du als Heranwachsender so sehr nötig hast (➤ Abb. 2.8). Wenn man dich also weckt, bevor dein biologischer Rhythmus bereit ist, reißt man dich aus deinen Träumen und das in der Schlafphase mit der größten Verbindung zum Lernen, der Festigung der Erinnerungen und dem Verarbeiten von Emotionen [19]. Nur einer von zehn Jugendlichen bekommt die acht bis zehn Stunden Schlaf pro Nacht, die von Schlafforschern und Kinderärzten empfohlen werden [6].

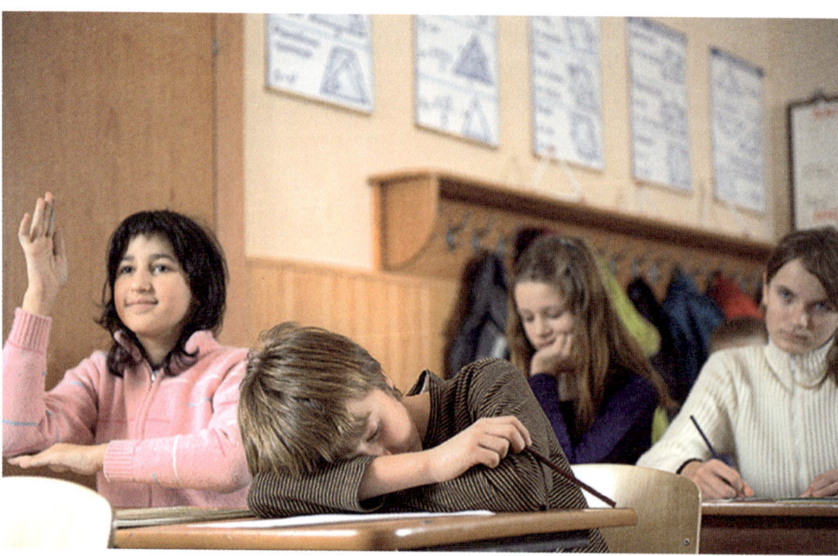

Abb. 2.8 Anlagebedingte Eule oder zu spät ins Bett? Es gibt zweifellos Frühaufsteher und Morgenmuffel. Morgenmüdigkeit kann aber auch die Folge von zu langem PC-Spielen oder Fernsehen am Abend sein. [J787]

Wieso ist Schlaf meine Superpower?

Egal, ob du für eine Prüfung lernst oder versuchst, ein neues Musikinstrument zu lernen, oder sogar eine neue Sportart zu perfektionieren, Schlaf kann tatsächlich deine geheime Erinnerungshilfe sein.

Bei Schlafmangel sinkt deine Leistungsfähigkeit in Prüfungen um 40 % – und das ist der Unterschied zwischen einer Eins und einer Vier, nur aufgrund von Schlafmangel [14, 15].

Erstens wissen wir, dass du Schlaf brauchst, bevor du lernst, um dein Gehirn vorzubereiten, fast wie ein trockener Schwamm, der bereit ist, zunächst neue Informationen aufzunehmen. Es ist jedoch auch wichtig, dass du nach dem Lernen ausreichend schläfst. Im Grunde drückst du dabei auf die „Schaltfläche Speichern". Tatsächlich wird der Schlaf die Informationen im Gehirn zukunftssicher machen und diese Erinnerungen in die Struktur deiner neuronalen Netze einfließen lassen. Den ersten Mechanismus kannst du dir wie einen Dateiübertragungsprozess vorstellen. Hier spielen zwei verschiedene Strukturen im Gehirn eine Rolle. Der erste heißt Hippocampus – und er befindet sich auf der linken und rechten Seite deines Gehirns. Du kannst dir den Hippocampus fast wie den Informationseingang deines Gehirns vorstellen. Es ist sehr gut darin, neue Speicherdateien zu empfangen und festzuhalten. Die zweite Struktur heißt Kortex, die Hirnrinde. Dieses faltige Gewebe sieht man von außen, wenn man auf das Gehirn blickt (➤ Abb. 2.9). Im Tiefschlaf findet der Dateiübertragungsmechanismus statt. Stell dir den Hippocampus wie einen USB-Stick und deinen Kortex wie die Festplatte vor. Tagsüber gehen wir herum und sammeln viele Dateien, aber im Tiefschlaf nachts müssen wir diese Dateien aufgrund der begrenzten Speicherkapazität vom Hippocampus auf die

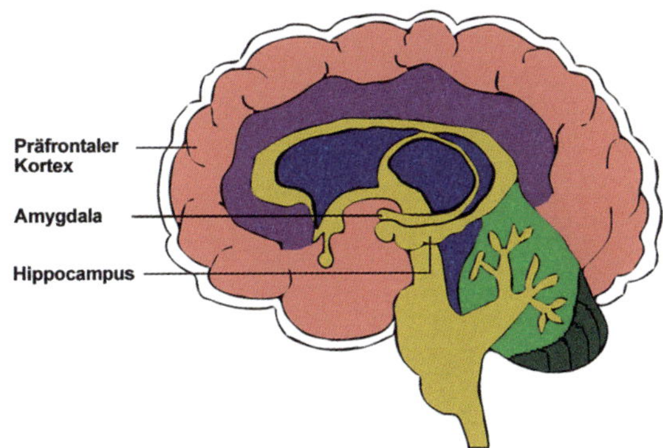

Abb. 2.9 Lage des Hippocampus, der Amygdala und des präfrontalen Kortex im menschlichen Gehirn [G1109; V492]

Festplatte des Gehirns übertragen, den Kortex. Und genau das scheint einer der Mechanismen im Tiefschlaf zu sein. Bei Schlafentzug hat das „Gedächtnispostfach" dicht gemacht. Ankommende Daten und Informationen werden abgewiesen. In der Tiefschlafphase treten kräftige, große Hirnströme auf, die wir im Elektroenzephalogramm messen können und Schlafspindeln nennen. Dieses Phänomen dient als Datentransfermechanismus in den Hippocampus in der Nacht.

FAZIT

Die Gedächtniskonsolidierung im Schlaf. Das Konzept der Gedächtniskonsolidierung beruht darauf, dass im Schlaf eine Umverteilung der Gedächtnisinhalte innerhalb verschiedener Netzwerke im Gehirn stattfindet. Vor allem das Zusammenspiel des neuronalen Netzwerks zwischen Hippocampus und Kortex ermöglicht eine längerfristige Speicherung von Gedächtnisinhalten.

Wieso muss ich mich mit Schlafarchitektur beschäftigen?

Nehmen wir an, du gehst normalerweise um 23 Uhr ins Bett geht und stehst um 7 Uhr morgens auf, damit hast du ein achtstündiges Schlaffenster. Aber an einem anderen Tag musst du früher aufstehen, um dich z. B. vor der Schule mit Freunden zu treffen. Also wachst du schon um 5 Uhr auf, du hast demnach zwei Stunden verloren, also 25 % deines Schlafes. Aber da der REM-Schlaf hauptsächlich in der zweiten Hälfte der Nacht und insbesondere in den letzten Stunden auftritt, hast du möglicherweise 50, 60, vielleicht sogar 70 % deines gesamten REM-Schlafes, deines Traumschlafes, verloren.

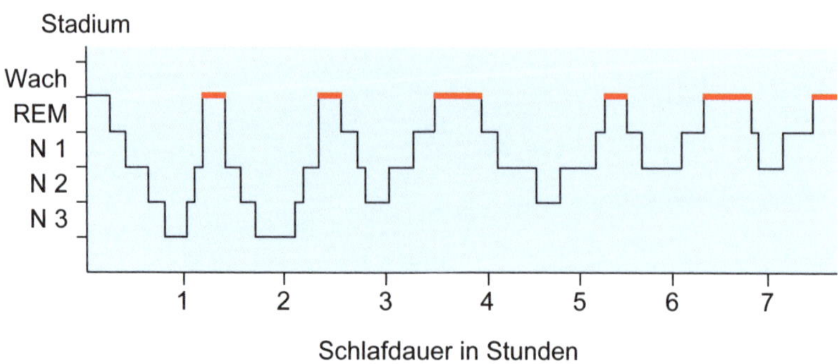

Abb. 2.10 Schlafprofil Jugendliche [L231]

Dann eben ein paar Tassen Kaffee mehr?

Die Wirkdauer von Koffein, die sogenannte Halbwertszeit, beträgt etwa fünf bis sechs Stunden. Das bedeutet, dass nach etwa fünf bis sechs Stunden 50 % des Koffeins noch in deinem Körper zirkuliert. Mit anderen Worten: Nehmen wir an, du trinkst um 14 Uhr einen Kaffee. Dann kann es sein, dass fast ein Viertel dieses Koffeins um Mitternacht noch in deinem Gehirn herumschwirrt. Infolgedessen kann es für dich schwieriger werden, einzuschlafen oder die ganze Nacht über tief und fest zu schlafen. Das zweite Problem mit Koffein ist, dass es die Qualität deines Schlafes verändert – auch wenn einige Leute sagen, dass sie nachmittags oder abends mit Freunden ein Energydrink trinken können und trotzdem gut einschlafen. Aber selbst wenn das stimmt, ist es so, dass Koffein die Menge an erholsamem Tiefschlaf – Nicht-REM-Schlaf – vermindern kann. Infolgedessen stehst du am nächsten Morgen auf und fühlst dich nicht erfrischt. Du greifst also schon morgens zu Kaffee oder Mate, um aufzuwachen [17].

Und wie ist es mit Alkohol?

Alkohol gehört zu einer Klasse von Substanzen, die wir Beruhigungsmittel nennen. Aber Beruhigung ist kein Schlaf. Alkohol schaltet die Gehirnzellen aus – und das ist kein natürlicher Schlaf. Weiterhin kann Alkohol deinen REM-Schlaf und deinen Traumschlaf blockieren. Der REM-Schlaf bietet dir jedoch eine Reihe von Vorteilen, beispielsweise unterstützt er deine emotionale und mentale Gesundheit und sogar deine Kreativität. In den vereinigten Staaten wurden Jugendliche mit Schlafstörungen bezüglich ihres Alkoholkonsums befragt. In den dazu laufenden Studien konnte festgestellt werden, dass Jugendliche mit Schlafstörungen zu 55 % wahrscheinlicher von Alkoholkonsum berichtet haben als Jugendliche ohne Schlafstörungen [18].

Wieso macht mich Schlafmangel so emotional und leicht reizbar?

Wenn Menschen eine ganze Nacht nicht geschlafen haben, ist das Gehirnzentrum, das für die Erzeugung starker Emotionen zuständig ist, überaktiv. Die Amygdala ist eine der zentralen Regionen für die Erzeugung starker emotionaler – inklusive negativer – Reaktionen zuständig.

Die gute Nachricht ist, wenn du eine ganze Nacht geschlafen hast, kann sich die Amygdala auch wieder beruhigen. Und Schlaf, insbesondere der Traumschlaf – REM-Schlaf – bietet eine Form emotionaler Erster Hilfe und Entlastung. Weil wir nachts im Schlaf diese schwierigen emotionalen Erfahrungen durchleben, die wir tagsüber gemacht haben, ist der Schlaf fast wie ein nächtlicher beruhigender Balsam. Und so ist es vielleicht nicht eben die Zeit, die alle Wunden heilt, sondern die Zeit im REM-Schlaf, die diese Form der emotionalen Genesung bewirkt.

FAZIT

Während des **Nachtschlafes** werden verschiedene Schlafstadien durchlaufen. Die innere Uhr steuert unseren Schlaf-wach-Rhythmus. Während des Schlafes finden lebenswichtige Prozesse statt.

Intermezzo: Schlaftagebuch

An Eltern und ihre Kinder

Lernen Sie den Schlaf Ihres Kindes kennen und beantworten Sie zunächst folgende Fragen für Ihr Kind (➤ Tab. 2.1):

Tab. 2.1 Fragenkatalog [M1096]

Allgemeine Fragen	Ihre Antworten
Wie sehen die Schlafprobleme aus?	
Seit wann bestehen die Schlafprobleme?	
Wie gestaltet Ihr Kind seine Freizeit?	
Wann isst Ihr Kind in der Regel zu Abend?	
Wie gestalten Sie Ihren Abend?	
Wann ist die typische Zubettgehzeit Ihres Kindes?	
Wann machen Sie das Licht aus?	
Setzen Sie Hilfsmittel beim Zubettgehen ein?	
Zeigt Ihr Kind oppositionell trotziges Verhalten?	
Gibt es Ängste an?	

Fragen zur Schlafumgebung	Ihre Antworten
Schläft Ihr Kind im eigenen Zimmer?	
Schlafen andere Personen im Zimmer?	
Wie hoch ist die Schlaftemperatur?	
Ist das Zimmer abgedunkelt?	
Hat Ihr Kind Zugang zu Medien im Kinderzimmer?	

Fragen zur Einschlafsituation	Ihre Antworten
Wo schläft Ihr Kind ein?	
Wie lange braucht es zum Einschlafen?	
Wie häufig wird es in der Nacht wach?	
Wie lange bleibt Ihr Kind wach?	
Welches Verhalten zeigt es?	

Fragen zu Schlafverhalten bzw. Auffälligkeiten	**Ihre Antworten**
Schnarchen?	
Nächtliches Schwitzen?	
Schlafwandeln?	
Nächtliches Einnässen?	
Atemaussetzer?	
Schreit es nachts in Panik?	
Albträume?	
Unruhige Beine?	

Fragen zum Aufwachen	**Ihre Antworten**
Wie leicht steht Ihr Kind morgens auf?	
Wie viele Stunden schläft es pro Nacht?	
Wacht es erholt auf?	

Fragen zum Verhalten am Tag	**Ihre Antworten**
Besteht eine Tagesmüdigkeit?	
Hält Ihr Kind Mittagsschlaf?	
Ist es in der Schule konzentriert?	
Ist Ihr Kind tagsüber überdreht?	

Fragen zu Begleitumständen	**Ihre Antworten**
Besteht eine psychische Erkrankung?	
Nimmt Ihr Kind Medikamente ein?	
Besteht eine körperliche Erkrankung?	
Bestehen Belastungen in der Familie?	
Sind belastende Ereignisse eingetreten?	
Was haben Sie bereits gegen die Schlafprobleme versucht?	

Schlaftagebuch

Das Schlaftagebuch ist ein wichtiges Hilfsmittel, um das individuelle Schlafverhalten Ihres Kindes zu verstehen. Dafür sollten Sie das Protokoll mindesten eine Woche lang morgens und abends führen (➤ Tab. 2.2).

Tab. 2.2 Schlaftagebuch [M1096]

	Mo	Di	Mi	Do	Fr	Sa	So
1 = sehr gut bis 6 = sehr schlecht/gar nicht							
Wie ist die Stimmung Ihres Kindes am Abend?							
Konnte sich Ihr Kind in der Schule/im Kindergarten gut konzentrieren?							
Wie aktiv war Ihr Kind?							
Wie ließ sich Ihr Kind heute Morgen wecken?							
Wie erholt wachte ihr Kind auf?							
Wie müde ist Ihr Kind am Abend?							
Uhrzeit oder Dauer in Minuten							
Einschlafritual							
„Gute Nacht" sagen							
Einschlafen							
Zwischenerwachen							
Sind nachts besondere Ereignisse aufgetreten: Schlafwandeln, Albträume etc.?							
Wie lange hat Ihr Kind in der Summe geschlafen?							
Wann ist Ihr Kind morgens aufgewacht?							
Hat Ihr Kind Mittagsschlaf gehalten?							

2

An Jugendliche

Lerne deinen Schlaf kennen. Beantworte zunächst folgende Fragen für dich (➤ Tab. 2.3):

Tab. 2.3 Fragenkatalog [M1096]

	Ja	Zum Teil	Nein
Gehst du jeden Abend zur selben Zeit ins Bett?			
Nutzt du das Wochenende, um Schlaf nachzuholen?			
Schläfst du mit anderen in einem Zimmer?			
Gehst du gern ins Bett?			
Kannst du abends leicht einschlafen?			
Wirst du mehrfach pro Nacht wach?			
Hast du Angst vor dem Schlafengehen?			
Grübelst du abends im Bett und liegst lange wach?			
Machst du dir schon tagsüber Sorgen, ob du abends einschlafen können wirst?			
Stehst du nachts auf und beschäftigst dich mit anderen Sachen (z. B. Handy, Spielekonsole, I-Pad)?			
Hast du Albträume?			
Bewegst du dich viel am Tag?			
Bist du morgens erholt?			
Schläfst du tagsüber?			
Fühlst du dich schlapp?			
Hast du besonders viel Stress?			
Gibt es besonders viel Streit in deiner Familie?			
Ist es in deinem Zimmer abgedunkelt?			
Ist es in deinem Zimmer leise?			
Hast du Bildschirmmedien in deinem Zimmer?			
Nutzt du Medien wie Handy im Bett?			
Trinkst du koffein- oder teeinhaltige Getränke?			
Konsumierst du Drogen/psychoaktive Stoffe?			

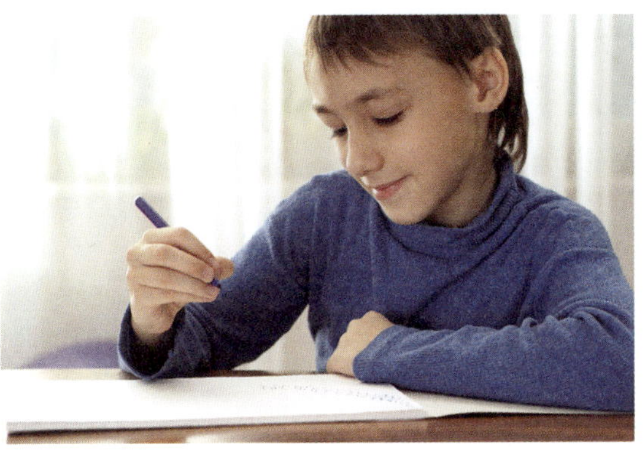

Abb. 2.11 Im Schlaftagebuch kannst du alles Wichtige festhalten. [J787]

Schlaftagebuch

Dein persönliches Schlaftagebuch hilft dir, deine Schlafgewohnheiten besser zu beobachten und zu verstehen. Daher ist es wichtig, dass du es mindestens eine Woche lang täglich ausfüllst. Am besten nimmst du dir morgens und abends zu festen Zeiten, z. B vor dem Lichtausmachen und unmittelbar nach dem Aufstehen ca. fünf Minuten Zeit, um dein Tagebuch zu führen (➤ Tab. 2.4).

Tab. 2.4 Schlaftagebuch [M1096]

	Mo	Di	Mi	Do	Fr	Sa	So
1 = sehr gut bis 6 = sehr schlecht/gar nicht							
Wie fühlst du dich am Abend?							
Wie leicht fiel es dir heute, dich in der Schule zu konzentrieren?							
Wie aktiv warst du heute?							
Wie fühlst du dich direkt nach dem Aufwachen?							
Wie erholt bist du?							
Hast du dich heute im Verlauf des Tages müde gefühlt?							

Tab. 2.4 Schlaftagebuch *(Forts.)*

	Mo	Di	Mi	Do	Fr	Sa	So
Uhrzeit oder Dauer in Minuten							
Wann bist du ins Bett gegangen?							
Um wie viel Uhr hast du gestern das Licht ausgemacht?							
Wie lange hat es gedauert, bis du eingeschlafen bist?							
Warst du nachts wach?							
Wie lange hast du in der Summe geschlafen?							
Wann bist du aufgewacht?							
Wann bist du aus dem Bett aufgestanden?							
Wie lange warst du gestern an der frischen Luft?							
Hast du gestern Schlafmedikamente genommen (ja/nein)?							
Hast du in den letzten 6 Stunden vor dem Zubettgehen Kaffee oder Energydrinks getrunken (ja/nein)?							
Hast du heute Drogen konsumiert (Alkohol, Cannabis etc.) (ja/nein)?							

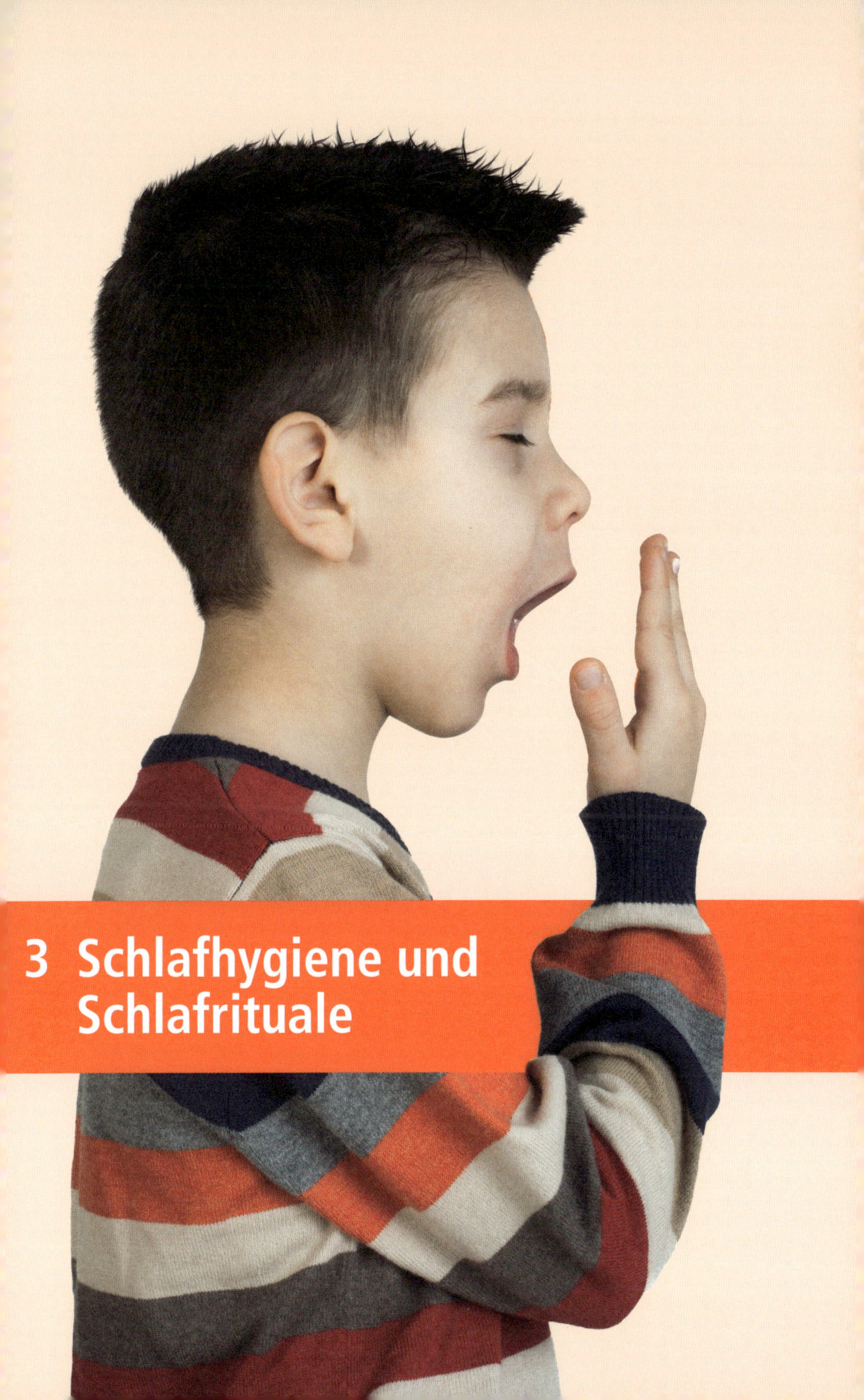

3 Schlafhygiene und Schlafrituale

An Eltern und ihre Kinder

Schlafhygiene

3

Sie können Ihrem Kind zu einem besseren Nachtschlaf verhelfen, wenn Sie bei seinem Verhalten am Tag und bei seinen Schlafgewohnheiten ansetzen. Die Veränderungen der Schlafumgebung und wie Sie die Zubettgehsituation gestalten, können bereits hilfreich sein. Sie können durch bestimmte Verhaltensweisen am Tag und am Abend das Einschlafen Ihres Kindes unterstützen, diese Methode nennt man **Schlafhygiene** [10].

Um wirksame Schlafhygieneregeln entwickeln zu können, vergegenwärtigen Sie sich zunächst mithilfe des Schlafprotokolls die Schlafgewohnheiten Ihres Kindes:

- Wie viele Stunden Schlaf braucht Ihr Kind?
- Ist es eher ein Lerchen- oder ein Eulenkind?

Am wichtigsten ist es, regelmäßige Zubettgeh- und Aufstehzeiten zu definieren. Unsere innere Uhr funktioniert am besten, das heißt sie bewirkt eine regelmäßige Ausschüttung des Schlafhormons **Melatonin,** wenn wir eine Regelmäßigkeit in unseren Schlafgewohnheiten entwickeln. Achten Sie darauf, dass Ihr Kind das Bett vor allem zum Schlafen nutzt. So kann es die Verknüpfung zwischen Bett und Schlafen herstellen. Bedenken Sie zudem, je älter Ihr Kind wird, desto später geht es ins Bett und desto weniger Schlaf benötigt es. Wenn Ihr Kind am Wochenende gern länger wach bleibt und am liebsten später aufsteht, versuchen Sie auch dann die Schlafens- und Aufstehzeit einigermaßen einzuhalten und nicht mehr als eine Stunde nach hinten zu verschieben. Morgens sollten Sie es immer zur ungefähr gleichen Uhrzeit wecken. Auch wenn es sinnvoll erscheinen mag, Ihr Kind ausschlafen und „Schlaf nachholen“ zu lassen, ist es langfristig hilfreicher, die reguläre Weckzeit beizubehalten (➤ Abb. 3.1). Falls Ihr Kind noch kleiner ist und Mittagsschlaf macht, sollte auch dieser einer gewissen Regelmäßigkeit unterliegen. Falls möglich, sollte er im Kinderzimmer im Bett des Kindes stattfinden.

Bewegt sich Ihr Kind ausreichend an der frischen Luft? Kinder, die viel Zeit im Zimmer oder am Computer verbringen, sind abends körperlich oft nicht ausgelastet. Bewegung an der frischen Luft fördert das Einschlafen. Andererseits sollte abends der Tag ruhig ausklingen. Ihr Kind sollte nicht mehr herumtoben oder sich etwa einen Actionfilm ansehen. Vielmehr helfen Sie Ihrem Kind dabei, entspannt zu werden, wenn Sie in einer ruhigen,

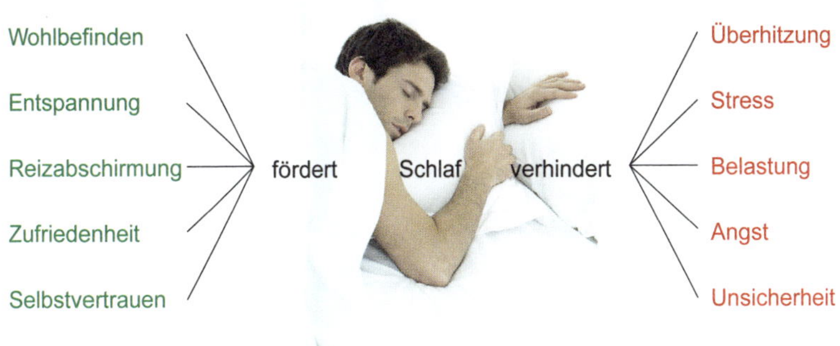

Abb. 3.1 Schlaffördernde und -hemmende Ereignisse [J787]

gegebenenfalls schon abgedunkelten Atmosphäre über den Tag sprechen, über schöne Erlebnisse oder worauf es sich am nächsten Tag freut. Gab es tagsüber Konflikte, sollte man diese beilegen und sich wieder versöhnen oder vielleicht Lösungsideen besprechen. Vermeiden Sie am Abend aufwühlende Gespräche mit Ihren Kindern. Wenn Ihr Kind am Tag Ängste, Sorgen oder Unsicherheiten geäußert hat, sprechen Sie darüber.

Gestalten Sie das Kinderzimmer und das Schlafambiente angenehm. Wählen Sie beispielsweise mit Ihrem Kind den Bettbezug aus. Kuscheltiere können im Bett mitschlafen (➤ Abb. 3.2). Gestalten Sie gegebenenfalls mit Lichtsternen und Kopfkissen ein angenehmes Schlafumfeld. Helligkeit macht wach – dunkeln Sie das Zimmer so weit ab, wie es für Ihr Kind angenehm ist. Sollte es nachts wach werden, erleuchten Sie das Zimmer nicht hell [22].

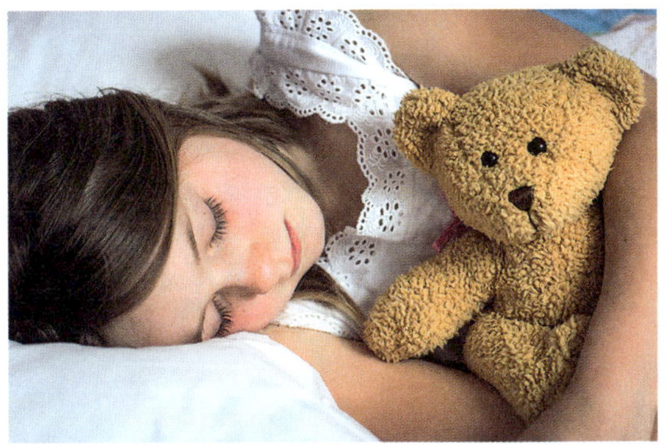

Abb. 3.2 Vielen Kindern hilft ein Kuscheltier beim Einschlafen. [J787]

3

AUF EINEN BLICK

Schlafhygieneregeln

- Regelmäßige Zubettgeh- und Aufstehzeiten etablieren
- Das Bett nur zum Schlafen benutzen
- Viel Bewegung am Tag einplanen, „müde machen"
- Zeit zur Entspannung einplanen, den Tag ruhig ausklingen lassen, Stress vermeiden
- Eine angenehme Schlafumgebung schaffen, sich in seinem Bett wohlfühlen
- Schlafritual einführen
- Reize abschirmen, helles Licht vermeiden, Lautstärke reduzieren
- Medienkonsum eine Stunde vor dem Zubettgehen vermeiden

Schlafrituale

Ein **Schlafritual** ist eine Abfolge an Verhaltensweisen, die von den Eltern initiiert wird und dazu dient, dass sich das Kind auf das Einschlafen einstellen kann. Gleichförmige Abläufe geben Kindern Sicherheit [23] und dem Körper das Zeichen, dass jetzt von Aktivität auf Ruhe umgestellt wird. Beginnen Sie am besten damit, den Abend ruhiger zu gestalten. Es ist beruhigend für Ihr Kind, wenn das Ritual jeden Abend in der gleichen Reihenfolge durchgeführt wird. Das Ritual sollte jedoch nicht länger als 15–20 Minuten dauern und ca. 4–7 ruhige Aktivitäten beinhalten. Diese sollten stets wiederholt werden und gleichförmig ablaufen [13, 23]. Körperliche und emotionale Nähe während des Schlafrituals sind dabei wichtig (➤ Abb. 3.3).

Umsetzung im Alltag

1. Berechnen Sie mithilfe des Schlafprotokolls, wie viele Stunden Schlaf Ihr Kind pro Nacht braucht. Legen Sie dann feste Zubettgeh- und Aufstehzeiten fest. Beachten Sie dabei, ob Ihr Kind eher ein Eulen- oder Lerchenkind ist.
2. Bedenken Sie, dass in der Umstellungsphase eine erhöhte Tagesmüdigkeit auftreten kann.
3. Legen Sie ein Schlafritual fest und schreiben Sie es möglichst konkret mit ihrem Kind gemeinsam auf.

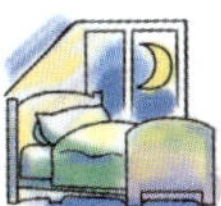

Eltern: „Bitte mache dich bereit für das Bett, putze deine Zähne und sag mir Bescheid, wenn du im Bett bist, dann komme ich."

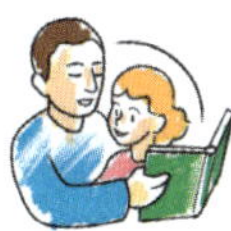

Ein Elternteil liest eine Gutenachtgeschichte vor.

Jüngere Kinder lassen sich gern vorlesen, ältere Kinder lesen lieber selbst. Dann vereinbaren die Eltern nur eine Zeit, wenn sie Gute Nacht sagen und das Licht löschen.

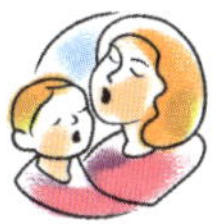

Gemeinsames Kuscheln/Singen

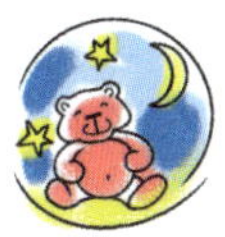

Kuscheltier schlafen legen

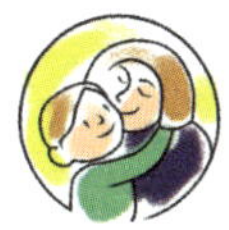

Gute Nacht sagen/Gutenachtkuss

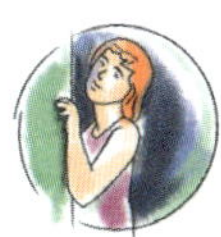

Eltern verlassen das Kinderzimmer.

Abb. 3.3 Beispiel für ein Schlafritual [L255]

Schlaf und Medien:

Die weit verbreitete Verwendung tragbarer elektronischer Geräte und die Normalisierung von Bildschirmmedien im Schlafzimmer geht mit einer hohen Prävalenz von Schlafmangel einher, von der die Mehrheit der Jugendlichen und bereits Kleinkinder, Kinder im Vorschulalter und Kinder im schulpflichtigen Alter betroffen sind [24].

Tipp 1: Legen Sie für sich und Ihre Kinder Bildschirmmediengewohnheiten fest, die einen gesunden Schlaf ermöglichen.

Tipp 2: Vermeiden Sie Bildschirmmedien in der Stunde vor dem Schlafengehen und in der Nacht.

Tipp 3: Den Tag ausklingen lassen. Ersetzen Sie die Bildschirmzeit am Abend durch ruhige Aktivitäten für Ihre Kinder (Lesen, Malen, Konversation usw.).

Tipp 4: Halten Sie alle Bildschirmmedien (Fernseher, Videospiele, Computer, Tablets und Smartphones) von dem Kinderzimmer fern.

Tipp 5: Vermeiden Sie gewalttätige und/oder beängstigende Medien, die den Schlaf Ihrer Kinder beeinträchtigen können.

Tipp 6: Arbeiten Sie mit älteren Kindern zusammen, um die Entwicklung von Autonomie und Selbstregulierungsfähigkeit zu fördern, entwickeln Sie gemeinsam das Schlafritual.

An Jugendliche

Hier kommen Tipps, die dir helfen sollen, besser zu schlafen. Die Glühbirne zeigt dir, dass die Tipps für dich sind:

Regelmäßigkeit. Du solltest zur gleichen Zeit ins Bett gehen und zur gleichen Zeit aufwachen, egal ob es der Wochentag oder das Wochenende ist, und selbst wenn du schlecht geschlafen hast. Und der Grund dafür ist, dass du tief in deinem Gehirn eine 24-Stunden-Meisteruhr hast – die innere Uhr. Diese erwartet Regelmäßigkeit und funktioniert am zuverlässigsten unter Bedingungen der Regelmäßigkeit. Viele von uns nutzen einen Alarm, um aufzuwachen, aber nur sehr wenige von uns verwenden einen Zubettgeh-Alarm – und das kann hilfreich sein.

Bewegung. Sei tagsüber aktiv, am besten an der frischen Luft. Dazu zählt Sport treiben oder ein Spaziergang an der frischen Luft (➤ Abb. 3.4).

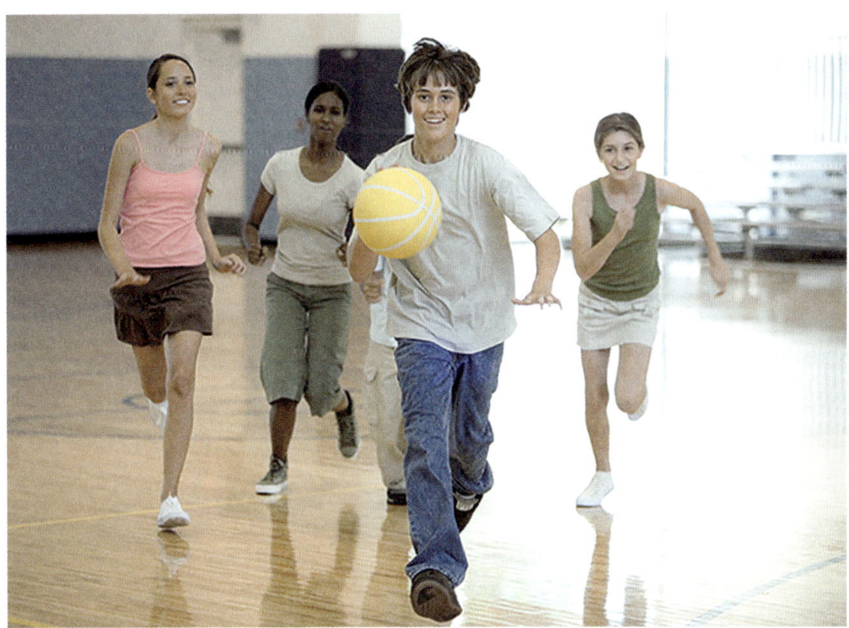

Abb. 3.4 Aktiv sein: Sport hält fit und macht Spaß. [J787]

3

- **Temperatur.** Bleib cool. Dein Gehirn muss die Kerntemperatur in deinem Körper um etwa 1 °C senken, um den Schlaf einzuleiten. Aus diesem Grund fällt es dir leichter, in einem Raum einzuschlafen, der eher zu kalt als zu warm ist. Die aktuelle Empfehlung lautet daher, eine Schlafzimmertemperatur von ca. 18 °C anzustreben.

- **Dunkelheit.** Wir brauchen vor allem am Abend Dunkelheit, um die Freisetzung eines Hormons Melatonin auszulösen. Melatonin hilft dabei, das gesunde Timing unseres Schlafes zu regulieren. Versuche in der letzten Stunde vor dem Schlafengehen, dich von den Computerbildschirmen, Tablets und Smartphones fernzuhalten. Verdunkle dein Zimmer.

- **Gehe raus.** Bleib nicht lange wach im Bett. Und die allgemeine Faustregel lautet: Wenn du nach ungefähr 25 Minuten nicht eingeschlafen oder wieder aufgewacht bist, stehe auf und mach etwas anderes (aber nicht am Handy). Koche dir z. B. einen Tee, meditiere oder lies ein Buch. Dein Gehirn schafft unglaublich schnell neue Verknüpfungen. Wenn dein Gehirn die Verknüpfung hergestellt hat, dass das Bett ein Auslöser der Wachsamkeit ist, muss diese Verknüpfung aufbrechen. Kehre nur ins Bett zurück, wenn du müde bist. Auf diese Weise lernt dein Gehirn wieder, dass dein Bett ein Ort des gesunden und beständigen Schlafes ist.

- **Abendritual.** Trenne dich in den letzten 30–60 Minuten vor dem Schlafengehen von deinem Computer und deinem Telefon, da durch das Blaulicht des Monitors die innere Uhr gestört wird und nicht auf Nachtbetrieb umschalten kann [25]. Schaffe eine Zeit der Ruhe und Entspannung am Abend. Finde etwas, was für dich funktioniert, und halte an diesem Ritual fest. Es kann eine einfache Abfolge an Verhaltensweisen sein wie z. B. ein Fenster öffnen, eine Tasse Kräutertee trinken, Musik hören, ein Buch lesen, Zähne putzen.

- **Vermeide aktivierende Substanzen.** Vermeide den Konsum von „beruhigenden“ Substanzen wie Alkohol oder Cannabis. Beide Substanzen können keinen erholsamen Schlaf bewirken, vielmehr greifen sie in die Schlafarchitektur ein und vermindern in der zweiten Nachthälfte den Anteil des REM-Schlafes. Dadurch wachst du müde und erschöpft auf.

 **Vermeide auch Nikotin und Koffein am Nachmittag.** Nicht nur Kaffee, sondern auch schwarzer und grüner Tee sowie Energydrinks haben eine anregende Wirkung und stören das Einschlafen.

Wichtig: Wenn du nicht sicher bist, ob du Schlafprobleme hast oder an einer Schlafstörung im medizinischen Sinne leidest, sprich unbedingt mit deinem Arzt darüber.

DIE ROLLE DER ELTERN

Während bei Grundschulkindern die Einbeziehung der Eltern selbstverständlich erscheint, sollen Jugendliche eher dazu angeleitet werden, selbstständig zu handeln. Dennoch kann sich die Begleitung und Unterstützung der Eltern positiv auf die Schlafdauer von Jugendlichen auswirken. Eltern können im Speziellen Einfluss auf den Medienkonsum und intrafamiliären Stress und Konflikte nehmen.

Intermezzo: Schlafrituale und Schlafhygiene vorbereiten

Legen Sie ein Schlafritual fest, besprechen Sie es mit Ihrem Kind und führen Sie es an möglichst vielen Abenden durch.

An Eltern und ihre Kinder:

So sieht unser Schlafritual aus (schreiben oder malen Sie mit Ihrem Kind Beispiele auf)	
1	2.
3.	4.

Welche Schlafhygieneregeln wollen Sie umsetzen?	
1.	2.
3.	4.

An Jugendliche:

Denk dir ein Schlafritual aus und schreibe es auf.	
1.	2.
3.	4.

Welche Schlafhygieneregeln möchtest du umsetzten?	
1.	2.
3.	4.

Intermezzo: Was haben wir bisher erreicht?

Testen Sie sich und blicken Sie auf die letzte Woche zurück:

Wie gut wurden die Einschlafzeiten eingehalten?	
An wie vielen Abenden wurde das Schlafritual durchgeführt?	
Wurden die Schlafhygieneregeln umgesetzt?	

Selbsttest für Jugendliche:

Wie gut hast du die Einschlafzeiten einhalten?	
An wie vielen Abenden hast du das Schlafritual durchgeführt?	
Wie viele Schlafhygieneregeln hast du umgesetzt?	

Ein- und Durchschlafstörungen

Schlafstörungen (Insomnie) werden nach der Internationalen statistischen Klassifikation der Krankheiten und verwandter Gesundheitsprobleme (ICD-10) eingeteilt. Bei Schlafproblemen und Schlafstörungen handelt es sich nicht um das gleiche Phänomen [26, 27]. Bei Ein- und Durchschlafstörungen mit Krankheitswert klagen Kinder und Jugendliche über eine anhaltend schlechte Schlafqualität. Der Schlaf ist **mindestens dreimal pro Woche für mindestens einen Monat** gestört. Sie beschäftigen sich ständig mit ihrem Schlaf und den negativen Konsequenzen von Schlaflosigkeit. Sie geben einen starken Leidensdruck an und können ihren Alltagsaktivitäten nur eingeschränkt nachkommen. Schlafstörungen können einzeln oder im Rahmen anderer psychischer Erkrankungen wie Depression, Angst oder ADHS auftreten. Häufig bestehen schon am Tag Angst und Sorgen vor dem Einschlafen am Abend (➤ Abb. 3.5).

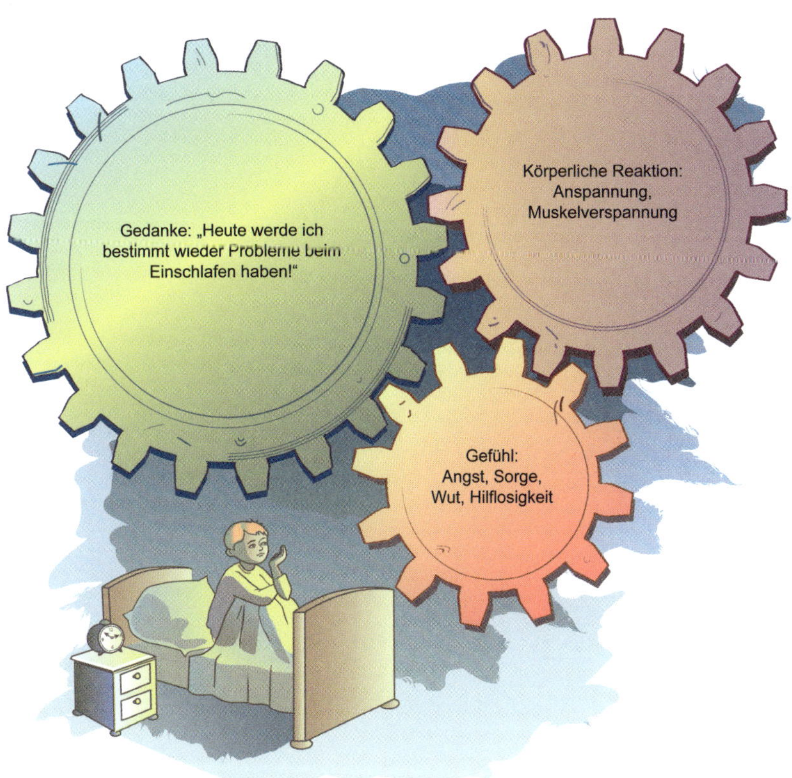

Abb. 3.5 Entstehung von Schlafstörungen [L255]

Es entsteht ein Teufelskreis, der die Schlafstörung aufgrund der Erwartungsangst und dem erhöhten Grundanspannungsniveau (Hyperarousal) am Abend noch verstärken kann. Es wird vermutet, dass Kinder und Jugendliche, die an Schlaflosigkeit leiden, übermäßig besorgt über ihren Schlaf und die Folgen eines unzureichenden Schlafes am Tag sind. Diese übermäßigen, negativ gefärbten Gedanken lösen sowohl körperlich Stress und Anspannung als auch eine emotionale Belastung aus. Dieser Zustand lenkt die Aufmerksamkeit auf die Schlaflosigkeit und führt zu einer Überwachung von schlafbezogenen Bedrohungshinweisen. Die Folge ist, dass die übermäßige Sorge in einem echten Schlafdefizit und tatsächlich in einer Tagesmüdigkeit gipfeln kann.

Während bei den meisten Patienten die Schlafstörung nach Wegfall des Auslösers oder nach erfolgreicher Behandlung der Ursache sistiert, verselbstständigt sich bei einigen die Schlafstörung und wird durch einen Circulus vitiosus aus erhöhtem Arousal, gestörter Tagesbefindlichkeit, dysfunktionalem Denken und Verhalten sowie der Schlafstörung selbst aufrechterhalten (➤ Abb. 3.6).

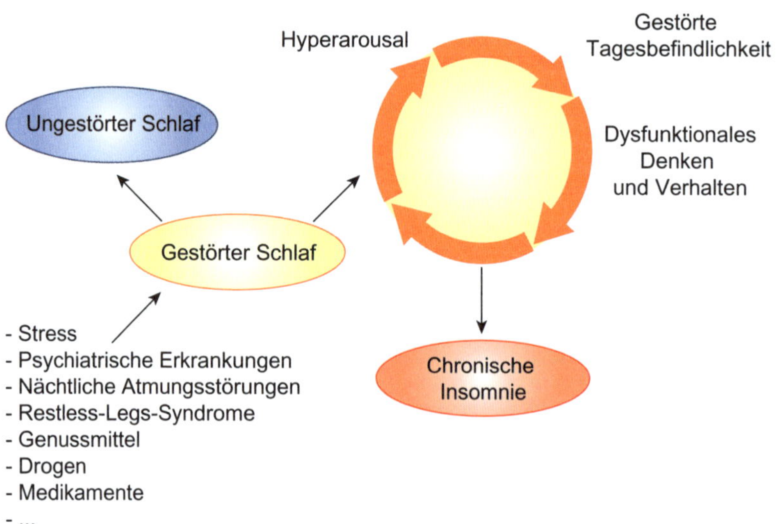

Abb. 3.6 Modell zur Entstehung der chronischen Insomnie. Eine Vielzahl von Situationen und Erkrankungen kann zu gestörtem Schlaf im Sinne einer akuten Insomnie führen. [L138]

Formen von Schlafstörungen

Die verschiedenen Formen von Schlafstörungen sind (➤ Abb. 3.7 und ➤ Abb. 3.8):

- Schwierigkeiten beim Einschlafen
- Schwierigkeiten beim Durchschlafen
- Schlafstörung im Rahmen anderer psychischer Erkrankungen, wie etwa Depression, Angst oder ADHS
- Parasomnien: Schlafwandeln, Nachtschreck, Albträume
- Hypersomnie: übermäßige Schläfrigkeit

Gründe für Schlafstörungen können vielfältig sein:

- Angst vor Dunkelheit oder dem Alleinsein
- Schlafbehindernde Gedanken: kreisende Gedanken, Grübelgedanken und stetige Sorgen
- Erhöhte Anspannung, Gereiztheit, Ärger, Wut
- Ungünstiges Schlafverhalten: zu früh/zu spät ins Bett, Medienkonsum im Bett, verstärkte Zuwendung der Eltern bei Schlafproblemen, zu spätes Essen etc.
- Bestimmte Umweltbedingungen: Helligkeit, Lärm, Geschwister im Zimmer, zu warm
- Bestimmte körperliche Beschwerden, wie Asthma, Neurodermitis, Bauchschmerzen
- Besondere Lebensereignisse, wie Umzug, Einschulung, Geburt eines Geschwisterkindes

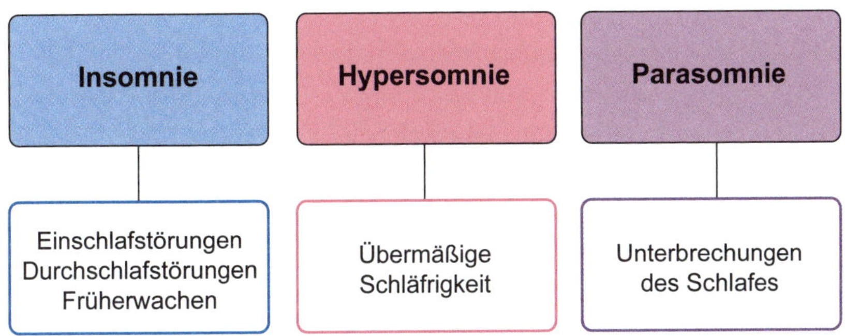

Abb. 3.7 Formen der Schlafstörungen [L143]

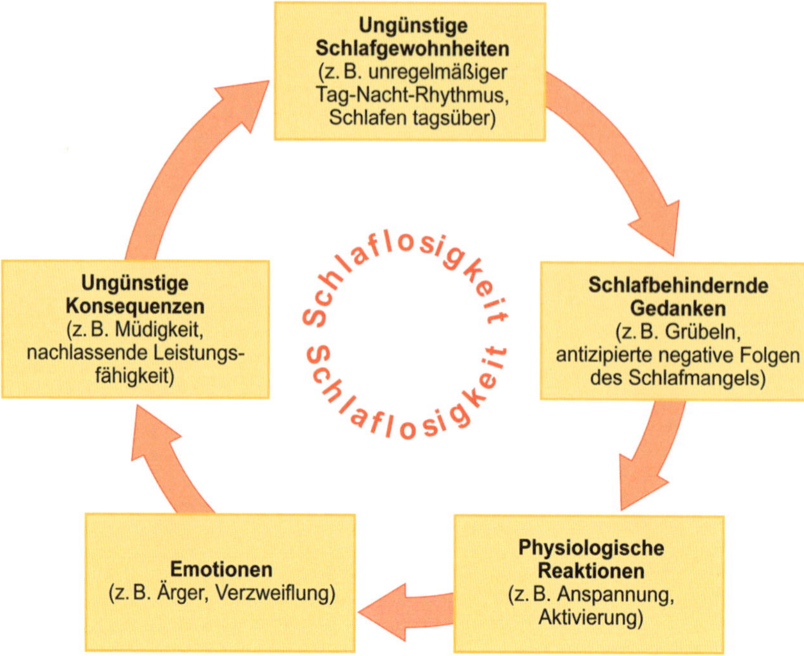

Abb. 3.8 Teufelskreis der Entstehung und Aufrechterhaltung von Schlaflosigkeit bei primärer Insomnie [M516; L141]

Behandlung von Schlafstörungen

Die bereits vorgestellten Maßnahmen wie Schlafhygiene und Schlafrituale sind auch bei Schlafstörungen hilfreich. Wir stellen hier zusätzlich einige einfachere Methoden aus der Verhaltenstherapie vor, die man zu Hause ausprobieren kann.

Dazu gehören neben dem konsequenten Einhalten von Schlafhygiene und Schlafritualen:

1. Schlafverhalten ändern
2. Körperliche Entspannung bei Anspannung und Hyperarousal: z. B. progressive Muskelentspannung, autogenes Training, Atemübungen
3. Schlaffördernde Gedanken – beispielsweise durch Traumreisen, Meditation
4. Erkennen von Grübelgedanken und Durchbrechen des Teufelskreises: Erste Hilfe bei Grübelgedanken
5. Medikamente

Schlafverhaltensänderung

Die bisher dargestellten Maßnahmen, wie Schlafrituale und Schlafhygiene, können auch bei diagnostizierten Schlafstörungen hilfreich sein. Wenn dies nicht ausreicht, können Eltern ihr Kind dabei unterstützen, sein Schlafverhalten zu ändern. Kinder und Erwachsene wachen nachts mehrmals auf. Jedes Mal, wenn wir aufwachen, überprüfen wir kurz unsere Umgebung und schlafen schnell wieder ein und können uns am Morgen nicht mehr daran erinnern. Wenn Ihr Kind nicht allein einschlafen kann, wird es ihm auch schwerfallen, nachts ohne Ihre Hilfe wieder einzuschlafen. Wenn Ihr Kind selbstständig einschlafen lernt, wird ihm dies auch beim Zwischenerwachen helfen und es wird morgens ausgeruhter sein. **Ziel sollte es daher sein, dass Sie Ihr Kind dabei begleiten, wie es selbstständig ein- und durchschlafen kann.**

Es bedarf einer Vorbereitung der Schlafverhaltensänderung: ins Bett gehen sollte Spaß machen! Das Bett ist gemütlich und liebevoll gestaltet und der Schlafbedarf ist durch Protokolle ermittelt. Bedenken Sie, dass in der Umstellungsphase viele Kinder zunächst müder sind und vermehrt weinen können. Viele Eltern jüngerer Kinder empfinden es als belastend, in der Umstellungsphase das Weinen ihres Kindes vor dem Schlafengehen auszuhalten. Das führt dazu, dass die Eltern die Intervention nicht konsequent durchhalten. Daher sollten sich die Eltern einig sein, bevor sie beginnen. Es gibt keine verlässliche Trainingsmethode, die bei allen Kindern hilft und zu jeder Familie passt. Bitte führen Sie die unten beispielhaft aufgeführte Intervention nur durch, wenn Sie sich als Familie damit wohlfühlen. Nachfolgend wird eine Intervention vorgestellt, die auf der verhaltenstherapeutischen Theorie der Verhaltenslöschung beruht und in klinischen Studien gute Erfolgschancen gezeigt hat [13]. Ziel dieser Intervention ist es, dass das Kind lernt, dass es selbstständig in den Schlaf finden kann, und die Eltern lernen, konsequent, aber feinfühlig Anweisungen zu geben.

Beispiel Intervention:

- Das Kind zur vereinbarten Uhrzeit müde, aber noch nicht schlafend ins Bett bringen.
- In einer klaren Abfolge beginnt das Schlafritual.
- Die Eltern wünschen Gute Nacht und verlassen das Zimmer.
- Wenn das Kind weint, kommen die Eltern nach 2–3 Minuten ins Zimmer, zeigen sich, beruhigen es feinfühlig verbal (z. B. „Zeit zum Schlafen. Du schaffst das! Ich hab´ dich lieb.“) und verlassen erneut das Zimmer.

- Wenn das Kind weiter weint, kommen die Eltern nach 2–3 Minuten wieder herein, zeigen sich, vermitteln dem Kind verbal Sicherheit und Geborgenheit und verlassen das Zimmer erneut.
- Ab hier wiederholen sich die einzelnen Schritte – so oft wie nötig.
- Der Umstellungsprozess kann zermürbend sein, die Eltern sollten daher stets auch das eigene Stressempfinden und die eigene Anspannung beobachten. Setzen Sie die unten aufgeführten Entspannungstechniken gegebenenfalls auch bei sich selbst an.

Entspannungsübungen

Entspannungsübungen sollten tagsüber eingeübt und außerhalb des Bettes trainiert werden. Wenn sich Eltern und Kinder ausreichend sicher mit dem Verfahren fühlen, dann kann es zum Einschlafen eingesetzt werden. Jugendliche können entweder die Anweisung auf ihrem Handy einsprechen und abspielen oder sie benutzen eine der vielen Anleitungen auf CD oder im Internet.

PROGRESSIVE MUSKELENTSPANNUNG NACH JACOBSON (PMR)

Es handelt sich um ein Programm zur gezielten Muskelanspannung, das in der Folge zu besserer Entspannung führt. Es ist auch bei „Stress" hilfreich, weil dieser ebenfalls zu einer erhöhten Muskelanspannung führt.
Allgemeines Prinzip:

- Spüre in die entsprechende Muskelgruppe hinein (ca. 20 Sekunden).
- Nach dem Signalwort „anspannen, jetzt" spannst du die Muskeln leicht an.
- Halte die Spannung ca. 5–7 Sekunden, dabei atmest du gleichmäßig weiter.
- Löse die Spannung mit einem Ausatemzug.
- Nimm das Körpergefühl nun wahr und spüre ihm nach; evtl. kannst du jetzt Unterschiede zwischen An- und Entspannung wahrnehmen (ca. 40–50 Sekunden).
- Nach der letzten Muskelgruppe wanderst du gedanklich den ganzen Körper durch und nimmst das Körpergefühl wahr.
- Rücknahme: Jetzt ballst du die Hände fest zu Fäusten – löst sie wieder – ballst sie an – und löst sie wieder – mehrfach im Wechsel.
- Räkle und strecke dich nun, atme tief ein und atme dann gleichmäßig weiter und öffne dann die Augen.

Beispiel für die Anwendung:

- Spüre in deinen rechten Arm hinein, schließe die Hand zur Faust, halte die Spannung für einige Sekunden, dabei atmest du gleichmäßig weiter. Löse die Spannung mit einem Ausatemzug. Nimm das Körpergefühl nun wahr und spüre ihm nach; evtl. kannst du jetzt Unterschiede zwischen An- und Entspannung wahrnehmen. Wiederholung mit dem linken Arm.
- Spüre in deinen rechten Ellenbogen hinein, beuge die Ellenbeugen etwas und drücke sie an deinen Körper, halte die Spannung für einige Sekunden, dabei atmest du gleichmäßig weiter. Löse die Spannung mit einem Ausatemzug. Nimm das Körpergefühl nun wahr und spüre ihm nach; evtl. kannst du jetzt Unterschiede zwischen An- und Entspannung wahrnehmen. Wiederholung mit dem linken Ellenbogen.
- Spüre in deine rechte Ferse hinein, drücke die Ferse gegen dein Bett, halte die Spannung für einige Sekunden, dabei atmest du gleichmäßig weiter. Löse die Spannung mit einem Ausatemzug. Nimm das Körpergefühl nun wahr und spüre ihm nach; evtl. kannst du jetzt Unterschiede zwischen An- und Entspannung wahrnehmen. Wiederholung mit der linken Ferse.
- Spüre in deinen rechten Vorderfuß hinein, drücke den Vorderfuß gegen dein Bett, halte die Spannung für einige Sekunden, dabei atmest du gleichmäßig weiter. Löse die Spannung mit einem Ausatemzug. Nimm das Körpergefühl nun wahr und spüre ihm nach; evtl. kannst du jetzt Unterschiede zwischen An- und Entspannung wahrnehmen. Wiederholung mit dem linken Vorderfuß.
- Spüre in deine rechten Zehen hinein, kralle die Zehen zusammen, halte die Spannung für einige Sekunden, dabei atmest du gleichmäßig weiter. Löse die Spannung mit einem Ausatemzug. Nimm das Körpergefühl nun wahr und spüre ihm nach; evtl. kannst du jetzt Unterschiede zwischen An- und Entspannung wahrnehmen. Wiederholung mit den linken Zehen.
- Nach der letzten Muskelgruppe wanderst du gedanklich den ganzen Körper durch und nimmst das Körpergefühl wahr.
- Rücknahme: Jetzt ballst du die Hände fest zu Fäusten – löst sie wieder – ballst sie an – und löst sie wieder – mehrfach im Wechsel.
- Räkle und strecke dich nun, atme tief ein und atme dann gleichmäßig weiter und öffne dann die Augen.

AUF EINEN BLICK

Muskelentspannung von oben nach unten

- **Arm:** Hand zur Faust schließen, Ellbogen etwas beugen und an den Körper drücken.
- **Nacken:** Kinn zur Brust ziehen (Doppelkinn), Nacken gegen das Bett drücken, Schultern zu den Ohren ziehen.
- **Schultern und Rücken:** Schulterblätter leicht nach hinten unten zusammenziehen, Gesäß anspannen, Bauch fest machen.
- **Bein:** Ferse gegen das Bett drücken, Vorderfuß heranziehen, Zehen zusammenkrallen.

PMR für Kinder:

Vor allem für jüngere Kinder eignet sich die progressive Muskelentspannung ausgesprochen gut. Diese bedarf jedoch stets einer Anleitung durch die Bezugspersonen. Achten Sie darauf, dass die Übungsdauer nicht länger als 5–10 Minuten sein sollte. Machen Sie die Bewegungen zunächst für Ihre Kinder vor. Wählen Sie einen fantasievollen und spielerischen Umgang. Ein Beispiel:

- **Arm:** Stell dir jetzt vor, du liegst auf einer Wiese. Du ertastest mit einer Hand einen runden Stein. Drücke nun den Stein ganz fest.
- **Bein:** Nun spüre deine Füße auf der Wiese. Deine Zehen berühren das Gras, ziehe deine Zehen ganz fest zusammen und lasse wieder locker.

TRAUMREISE[1]

Lass vor deinem inneren Auge das Bild eines Ortes entstehen. Einen Ort, an dem du dich wohlfühlst. Einen Ort, an dem du zur Ruhe kommen und an dem du Kraft tanken kannst. Dieser Ort kann aus deiner konkreten Erinnerung stammen oder es kann ein Ort sein, den es nur in deiner Fantasie gibt. Manchmal fällt es gar nicht so leicht, ein solches Bild zu finden. Vielleicht tauchen aber auch mehrere verschiedene Orte auf und die Bilder laufen wie ein Film hintereinander ab. Lass die Bilder eine Zeit lang laufen.

Wähle nun für diese Übung **ein** Bild aus, auf das du deine Aufmerksamkeit lenkst. Wenn du magst, geh in dieses Bild hinein. Schau dich an diesem Ort der Ruhe und Kraft ganz in Ruhe um. Achte auch auf die Farben. Nimm die Geräusche an deinem Ort der Ruhe und der Kraft wahr. Vielleicht kannst du auch etwas spüren, auf deiner Haut, im Gesicht, die Umgebungstemperatur, vielleicht einen Luftzug. Und wenn du die Luft ganz bewusst durch die Nase strömen lässt, kannst du den Duft dieses Ortes

riechen. Lass alle Besonderheiten, Einzelheiten, Gerüche, Geräusche und Farben zunehmend deutlicher werden. Genieße die Ruhe und die Kraft, die du an diesem Ort spürst. Nimm von der Ruhe und Kraft dieses Ortes so viel wie möglich in dich auf: Dies ist dein Kraftort, an dem alle Sorgen und Ängste von dir abfallen können, an dem du neue Energie und Zuversicht aufnehmen kannst. Lass dir Zeit dabei (ca. 3 Minuten).
Du weißt, dass du in deiner Vorstellung jederzeit an diesen Ort zurückkehren kannst, um erneut Ruhe in dich aufzunehmen und erneut Kraft zu tanken. Nun verabschiede dich allmählich von deinem Ort der Ruhe und der Kraft und stell dich darauf ein, die Reise zu beenden. Nimm deinen Körper wahr, wie du hier sitzt oder liegst. Achte auf die Geräusche und den Duft. Nimm einige tiefe Atemzüge und öffne deine Augen. Wenn dir danach ist: Recke und strecke dich genüsslich.

Erste Hilfe bei Grübelgedanken

Kinder und Jugendliche mit Schlafstörungen entwickeln oftmals ungünstige und negative Überzeugungen bezüglich des Schlafes [28]:

- „Ich kann nur Einschlafen, wenn ich nicht allein im Zimmer bin."
- „Wenn ich einschlafe, kommt sofort ein gruseliger Traum."
- „Ich werde heute Nacht bestimmt wieder nicht gut schlafen können."
- „Wenn ich nicht gut schlafe, werde ich wieder eine schlechte Note bekommen."

Erste Hilfe gegen Gedankenkreisen und Sorgen oder wenn der Kopf einfach nicht zur Ruhe kommt, können folgende sein [29]:

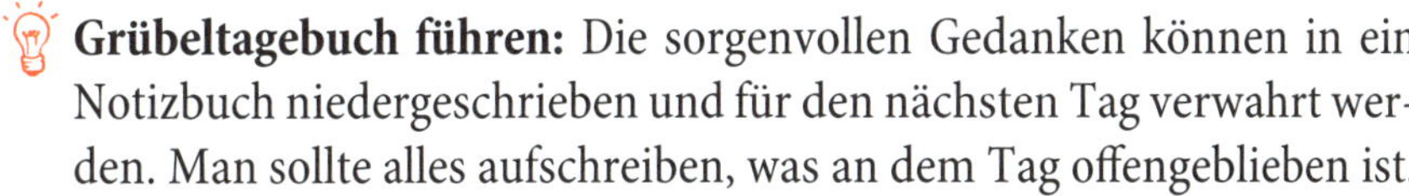

Grübeltagebuch führen: Die sorgenvollen Gedanken können in ein Notizbuch niedergeschrieben und für den nächsten Tag verwahrt werden. Man sollte alles aufschreiben, was an dem Tag offengeblieben ist.

Gedanken und Wolken: Grübelgedanken und Sorgen werden als bedrohlich und negativ bewertet und dadurch als sehr belastend erlebt. Gedanken sind jedoch nur Gedanken und können keine Bedrohung hervorrufen. Man kann versuchen, die bekannten Grübelgedanken zu erkennen, anzunehmen und zu begrüßen und sie – ähnlich wie Wolken – wieder vorbeiziehen zu lassen.

[1] Aus: Dobos G, Paul A. Mind-Body-Medizin. 2. A. München: Elsevier Urban & Fischer, 2019.

Gedankenstopp: Vielleicht hast du bereits versucht, deine Gedanken „einfach" auszuschalten. Das funktioniert leider nicht so leicht, denn sie machen dich aus und gehören zu dir. Folgende Methode kann dir aber dabei helfen, dich von den Gedanken zu lösen. Sobald ein Grübelgedanke auftaucht, stellst du dir ein großes rotes Stoppschild vor. Sag gegebenenfalls laut dazu: „STOPP, jetzt ist es nicht an der Zeit, mich mit euch zu beschäftigen, morgen wieder!" Damit löst du nicht dein Problem, aber du gewinnst etwas Abstand am Abend, um ausreichend Schlaf zu bekommen.

WICHTIG: HILFE SUCHEN

Sollten sich diese Erste-Hilfe-Methoden nicht als hilfreich erweisen, nehmen Sie bitte Kontakt mit einem Kinder- und Jugendpsychiater oder Psychotherapeuten auf. Dieser wird zunächst eine ausführliche Diagnostik und dann eine altersspezifische Therapie einleiten. Dafür sind verschiedene Methoden wie die kognitive Umstrukturierung, weiterführende Entspannungstechniken, imaginative Therapieverfahren bei Albträumen denkbar [30, 31].

Medikamente

Sind Maßnahmen wie die bisher genannten nicht ausreichend hilfreich, wird oft eine medikamentöse Behandlung in Erwägung gezogen. Aktuell gibt es nur ein zugelassenes Medikament für die Behandlung von Schlafstörungen bei Kindern und Jugendlichen: Melperon ab dem Alter von zwölf Jahren. Alle anderen Präparate werden im Rahmen eines individuellen Heilversuchs angewendet. Pflanzliche Arzneimittel werden im klinischen Alltag oft angefragt, Beispiele sind Baldrian, Kamille oder Johanniskraut. Der Einsatz von pflanzlichen Arzneimitteln bei Kindern und Jugendlichen ist allerdings bisher nicht hinreichend untersucht. Einige wenige Studien konnten bisher keinen Vorteil gegenüber Placebo aufzeigen [32].

Effekte anderer Substanzklassen in Bezug auf Schlafstörungen konnten geringe Effekte zeigen. Unerwünschte Arzneimittelnebenwirkungen traten häufig auf. Angesichts der eingeschränkten Datenlage ist aktuell der Einsatz von Medikamenten eher Mittel der letzten Wahl [33]. Der erste Schritt in der Behandlung von Schlafstörungen sollte stets die Vermittlung von Schlafhygiene und verhaltenstherapeutischen Ansätzen sein.

Schlafstörungen und andere psychische Erkrankungen

Die Verbindung zwischen geistiger Gesundheit, psychischen Krankheiten und Schlafstörung ist bereits seit Jahrzehnten bekannt. Bei ernsten psychischen Erkrankungen spielen immer auch Schlafstörungen eine Rolle. Wenn wir Schlaf und Schlafstörungen als Frühwarnsignale ansehen, dann können wir eingreifen und möglicherweise die Entstehung von psychischen Erkrankungen verhindern (➤ Abb. 3.9).

An Eltern und ihre Kinder

Oppositionelles Verhalten

Kinder mit oppositionellem Verhalten sind häufig ungehorsam und trotzig. Nicht nur Konflikte im Zusammenhang mit dem Schlafverhalten, sondern auch Konflikte im Verlauf des Tages können das Schlafverhalten von Kindern beeinflussen. Das kindliche Verhalten führt bei ihren Eltern zu Ratlosigkeit und Hilflosigkeit bis hin zur Wut. Die abendliche Zubettgeh-

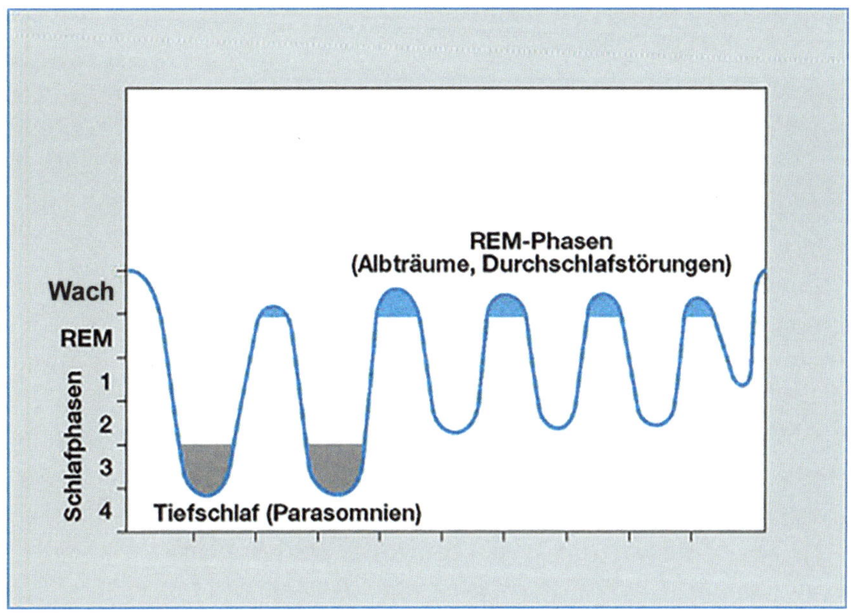

Abb. 3.9 Kindliche Schlafarchitektur und Schlafstörungen [L106]

situation wird dann zum Machtkampf, bei dem die Eltern entweder nachgeben oder sie beginnen zu schimpfen und zu drohen. Die Kinder lernen, dass die sie sich entweder nur lange genug verweigern müssen, bis die Eltern nachgeben, oder sie lernen, dass sich der Aggressive und körperlich Stärkere durchsetzt.

Erfassen Sie zunächst die individuellen, schlafbezogenen Konflikte in ihrer Familie (➤ Tab. 3.1):

3

Tab. 3.1 Schlafbezogene Konflikte

Beispiel 1	
Beispiel 2	
Beispiel 3	

Tipp 1: Positive Verstärkung erwünschten Verhaltens

Viele Eltern glauben, dass das Kind schneller einschlafen wird, wenn sie den Protesten des Kindes nachgeben. Kinder suchen nach elterlicher Aufmerksamkeit und Reaktion auf ihr Verhalten. Dies umfasst sowohl positive als auch negative Verhaltensweisen.

Daher ist ein erster Schritt, dass sich die Eltern vor dem Schlafengehen verstärkt um positive Verhaltensweisen kümmern und es dafür loben (z. B. „Ich mag es, wie du dich ins Bett gekuschelt hast.“) und nicht um negative Verhaltensweisen (z. B. „wieder nicht ins Bett gegangen“). Zusätzlich ist eine positive Verstärkung (Belohnung) für das gewünschte Verhalten hilfreich (z. B. „Wenn du im Bett bleibst, komme ich in ein paar Minuten für einen weiteren Gutenachtkuss zurück“, „Wenn du heute Abend selbstständig einschläfst, bauen wir morgen dein Lieblingsspielzeug zusammen.“). Positive Verstärkung sollte lohnend für das Kind und unmittelbar sein.

Tipp 2: Wirksame Aufforderung

Entwickeln Sie mit Ihrem Kind klare, faire, konsistente und entwicklungsgerechte Regeln. Lernen Sie insbesondere in Konfliktsituationen, diese Regeln durchzusetzen und wirksame Aufforderungen zu geben. Die Aufforderung sollte klar und konkret sein. Bei Nichtbefolgen der Aufforderung sollten Sie Ihrem Kind eine Konsequenz ankündigen. Die Konsequenz sollte dabei sofort durchgeführt werden, angemessen sein und kontinuierlich beim jeweiligen Verhalten eingesetzt werden. Überlegen Sie vorher, welche Konsequenzen negatives Verhalten haben sollte. Dabei sollten die Konsequenzen der Situation angemessen und altersgerecht sein sowie thematisch zu dem Verhalten passen. Achten Sie darauf, sachlich zu bleiben und nicht zu drohen. Wenn Ihr Kind eine Anforderung befolgt hat, planen Sie Belohnungen ein. Überdenken Sie mit steigendem Alter Ihres Kindes die Regeln und passen Sie sie an das Alter an. Eltern müssen dabei zurückstecken lernen und Kompromisse eingehen können.

Beispiele für logische Konsequenzen:

Das Kind geht nicht ins Bett: Die Gutenachtgeschichte wird kürzer vorgelesen.

Das Kind steht ständig aus dem Bett auf: Es wird sofort wieder zurückbegleitet.

Das Kind beschimpft Sie: Brechen Sie das Gespräch kurzzeitig ab, diskutieren Sie nicht.

Beispiele für Belohnungen: Lob, länger Vorlesen (➤ Abb. 3.10), gemeinsames Spiel spielen, sich Frühstück wünschen, eine gemeinsame Unternehmung.

Tipp 3: Hilfe annehmen

Häufig verstärken sich oppositionelle Verhaltensweisen im Sinne eines Teufelskreises. Die Eltern sind ratlos und geben entweder nach oder reagieren wütend. Kinder machen wiederholt negative Erfahrungen. Aus diesen oft über Monate hinweg eingespielte Verhaltensweisen herauszukommen, ist für jede Familie schwierig. Es ist nicht schamhaft in dieser Situation rechtzeitig Hilfe bei externen Fachpersonen, wie etwa Kinder- und Jugendpsychotherapeuten oder Psychiatern, zu suchen.

Ängste

Schlafbezogene Ängste können verschiedene Ursachen haben. Die Kinder können Angst vor der Dunkelheit, Monstern oder Angst vor der Trennung

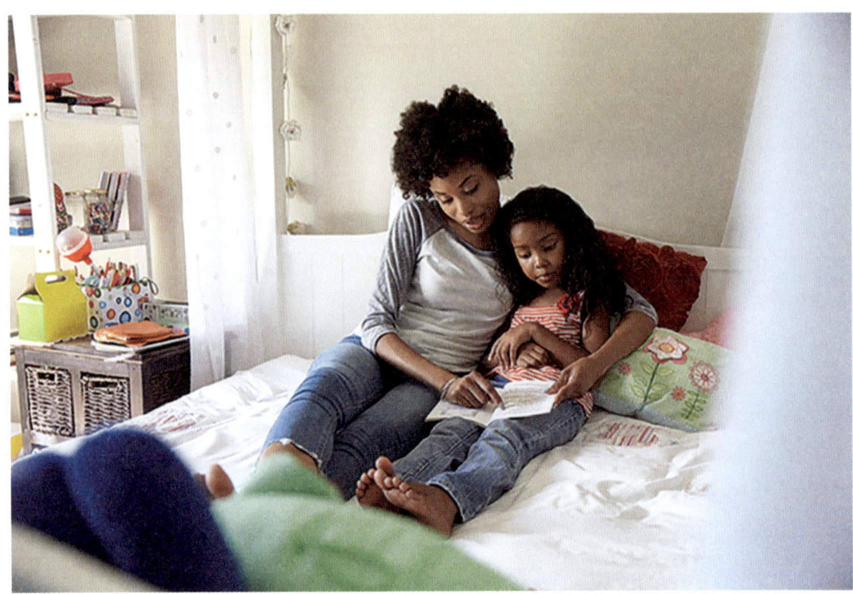

Abb. 3.10 Hilfe zum Einschlafen: Gutenachtgeschichten [J787]

von den Eltern und dem Alleinsein haben. Nicht jedes Kind kann seine Ängste genau benennen, manche Kinder schämen sich auch dafür. Daher hören Sie ihrem Kind genau zu, wenn es von Ängsten berichtet. Ängste sind unmittelbar auch mit Vermeidungsverhalten assoziiert, das zu einer kurzfristigen Besserung der Angst führt. Das Vermeiden der beängstigenden Situation führt jedoch zur Aufrechterhaltung der Angst. Achten Sie darauf, dass jüngere Kinder noch nicht zwischen Realität und Fantasie unterscheiden können und nehmen Sie die Ängste vor Monstern ernst.

Erfassen Sie zunächst die Ängste ihres Kindes (➤ Tab. 3.2):

Tab. 3.2 Ängste

Beispiel 1	
Beispiel 2	
Beispiel 3	

Tipp 1: Beginnen Sie am Tag und stärken Sie in ihm das Gefühl der Selbstsicherheit, Selbstwirksamkeit und Geborgenheit.

Tipp 2: Bauen Sie mit Ihrem Kind Vermeidungsverhalten schrittweise ab. Wenn ein Kind z. B. Angst vor dem Alleinsein hat, besprechen Sie mit ihm ein Stufensystem, bei dem Sie sich allmählich immer weiter aus dem Kinderzimmer entfernen.

Tipp 3: Gestalten Sie das Zimmer so, dass sich das Kind wohlfühlt. Entfernen Sie z. B. Gegenstände, die Angst auslösen, schalten Sie ein Nachtlicht ein.

Tipp 4: Lesen Sie Gutenachtgeschichten mit dem Thema „Mut und Angst überwinden" vor.

Tipp 5: Gehen Sie einfühlsam auf berichtete Ängste ein und nehmen Sie es ernst. Die Fantasie der Kinder kennt keine Grenzen. Erklären Sie ihm beispielsweise, dass der Baum vor dem Fenster kein fliegendes Ungeheuer ist.

Tipp 6: Denkbar ist auch eine fantasievolle Beseitigung des Monsters: Man baut am Tag ein Sicherheitssystem und befestigt es am Bett.

Tipp 7: Loben Sie Ihr Kind, wenn es geschafft hat, seine Ängste teilweise zu überwinden.

Albträume

Wenn Ihr Kind unter Albträumen leidet und nachts aufwacht, braucht es Trost. Lassen Sie sich den Traum erzählen, versichern Sie Ihrem Kind, dass es in Sicherheit ist. Ansonsten können Sie die gleichen Maßnahmen wie bei schlafbezogenen Ängsten anwenden.

Sollte Ihr Kind wiederkehrend den gleichen Traum haben oder der nächtliche Schlaf stark eingeschränkt sein, nehmen Sie Kontakt zu einem Kinder- und Jugendpsychiater oder Psychotherapeuten auf.

Nachtschreck und Schlafwandeln

Der **Nachtschreck** tritt während der Tiefschlafphase auf, dabei schrecken die Kinder auf, Wimmern, Keuchen oder Schreien. Die Episode kann bis zu 15 Minuten anhalten und die Kinder sind nicht ansprechbar. Dabei kann man eine erhöhte Erregung beobachten mit kaltem Schweiß, schnellem Puls und rascher Atmung. Am Ende des Anfalls erwacht es und schläft meist wieder ruhig ein. Am Folgetag können sich die Kinder meist nicht an den Zustand erinnern. Davon sind 1–6 % der Kinder betroffen. Die Erkrankung tritt familiär gehäuft auf. Der Häufigkeitsgipfel liegt zwischen dem fünften und siebten Lebensjahr. Im Gegensatz dazu sind die Trauminhalte beim Albtraum lebhaft erinnerlich.

Beim **Schlafwandeln** verlässt ein Kind, ohne aufzuwachen, das Bett, läuft umher und kann teilweise auch Tätigkeiten verrichten. Der jeweilige Vorfall dauert meist nur einige Minuten.

Tipp: Bei beiden Zuständen ist es wichtig, die Wohnung zu sichern und das Kind nicht zu wecken. Bringen Sie es ruhig in sein Bett zurück.

Rückfällen vorbeugen

Denken Sie daran: Ausreichender Schlaf ist kein Luxus, sondern eine biologische Notwendigkeit.

An Eltern und ihre Kinder

Tipp 1: Halten Sie konsequent weiterhin die Zubettgehzeiten, Schlafrituale und die Schlafhygieneregeln ein.

Tipp 2: Reagieren Sie rasch, wenn erneut Schlafprobleme auftreten. Rückfälle in alte Schlafmuster sind häufig und bieten eine Chance, immer wieder neue Aspekte über das individuelle Schlafbedürfnis Ihres Kindes zu lernen.

Tipp 3: Passen Sie die Schlafrituale, Zubettgehzeiten und die Schlafumgebung an das Alter des Kindes an.

Tipp 4: Gibt es einen Grund für den Rückfall, wie eine aktuelle Belastung?

An Jugendliche

Überprüfe dich selbst und fülle folgenden Bogen aus (➤ Tab. 3.3):

Tab. 3.3 Was habe ich umgesetzt [M1096]

	Umgesetzt	**Nicht umgesetzt**
Regelmäßige Aufsteh- und Zubettgehzeiten.		
Ich nutze das Bett nur zum Schlafen.		
Ich war tagsüber an der frischen Luft und habe mich bewegt.		
Mein Zimmer ist abends kühl.		
Mein Zimmer ist dunkel.		
Bei Schlaflosigkeit verlasse ich mein Bett.		
Ich habe ein Zubettgehritual.		
Ich trinke kein Koffein nach dem Mittagessen.		
Ich vermeide Alkohol und Drogenkonsum.		
Ich vermeide abends die Beschäftigung mit Medien.		

Literatur

1. Kraenz S, Fricke L, Wiater A, Mitschke A, Breuer U, Lehmkuhl G. [Prevalence and stress factors of sleep disorders in children starting school]. Prax Kinderpsychol Kinderpsychiatr. 2004; 53(1): 3–18.
2. Paavonen EJ, Aronen ET, Moilanen I, Piha J, Räsänen E, Tamminen T, Almqvist F. Sleep problems of school-aged children: a complementary view. Acta Paediatr. 2000; 89(2): 223–8.
3. Owens J, Adolescent Sleep Working Group, Committee on Adolescence. Insufficient sleep in adolescents and young adults: an update on causes and consequences. Pediatrics. 2014; 134(3): e921–932.
4. Schlarb A. Schlafprobleme & Schlafstörungen bei Kindern und Jugendlichen. Schlaf. 2017; 06(02): 77–80.
5. Prehn-Kristensen A, Göder R. [Sleep and cognition in children and adolescents]. Z Kinder Jugendpsychiatr Psychother. 2018; 46(5): 405–422.
6. Zschoche M, Schlarb AA. Is there an association between insomnia symptoms, aggressive behavior, and suicidality in adolescents? Adolesc Health Med Ther. 2015; 6: 29–36.
7. Roberts RE, Roberts CR, Duong HT. Chronic insomnia and its negative consequences for health and functioning of adolescents: a 12-month prospective study. J Adolesc Health. 2008; 42(3): 294–302.
8. Walker MP. Cognitive consequences of sleep and sleep loss. Sleep Medicine. 2008; 9: S29–34.
9. Owens JA, Spirito A, McGuinn M. The Children's Sleep Habits Questionnaire (CSHQ): psychometric properties of a survey instrument for school-aged children. Sleep. 2000; 23(8): 1043–1051.
10. Meltzer LJ, Plaufcan MR, Thomas JH, Mindell JA. Sleep problems and sleep disorders in pediatric primary care: treatment recommendations, persistence, and health care utilization. J Clin Sleep Med. 2014; 10(4): 421–426.
11. Schlarb A, Gulewitsch MD, Weltzer V, Ellert U, Enck P. Sleep Duration and Sleep Problems in a Representative Sample of German Children and Adolescents. Health. 2015 [zitiert 25. September 2020]; 07(11). Aus: https://pub.uni-bielefeld.de/record/2900186 (letzter Zugriff: 10.12.2021).
12. Hölling H, Schlack R, Kamtsiuris P, Butschalowsky H, Schlaud M, Kurth BM. Die KiGGS-Studie. Bundesgesundheitsbl. 2012; 55(6): 836–842.
13. Gradisar M, Jackson K, Spurrier NJ, Gibson J, Whitham J, Williams AS, Dolby R, Kennaway DJ. Behavioral Interventions for Infant Sleep Problems: A Randomized Controlled Trial. Pediatrics. 2016; 137(6): e20151486.
14. Walker MP, Stickgold R. Sleep, memory, and plasticity. Annu Rev Psychol. 2006; 57: 139–166.
15. Yoo S-S, Hu PT, Gujar N, Jolesz FA, Walker MP. A deficit in the ability to form new human memories without sleep. Nat Neurosci. 2007; 10(3): 385–392.
16. Urrila AS, Artiges E, Massicotte J, Miranda R, Vulser H, Bézivin-Frere P, Lapidaire W, Lemaître H, Penttilä J, Conrod PJ, Garavan H, Paillère Martinot M-L, Martinot J-L. Sleep habits, academic performance, and the adolescent brain structure. Scientific Reports. 2017; 7(1): 41678.
17. Troxel WM, Tucker JS, Ewing B, Miles JNV, D'Amico EJ. Sleepy Teens and Energy Drink Use: Results From an Ethnically Diverse Sample of Youth. Behavioral Sleep Medicine. 2018; 16(3): 223–234.
18. Troxel WM, Ewing B, D'Amico EJ. Examining Racial/Ethnic Disparities in the Association between Adolescent Sleep and Alcohol or Marijuana Use. Sleep Health. 2015; 1(2): 104–108.
19. Sleep for Teenagers [Internet]. Sleep Foundation. 2009 [zitiert 23. September 2020]. Verfügbar unter: https://www.sleepfoundation.org/teens-and-sleep (letzter Zugriff: 10.12.2021).
20. Carskadon MA. Sleep in Adolescents: The Perfect Storm. Pediatr Clin North Am. 2011; 58(3): 637–647.
21. Tarokh L, Saletin JM, Carskadon MA. Sleep in adolescence: Physiology, cognition and mental health. Neurosci Biobehav Rev. 2016; 70: 182–188.
22. Meltzer LJ, Mindell JA. Systematic review and meta-analysis of behavioral interventions for pediatric insomnia. J Pediatr Psychol. 2014; 39(8): 932–948.
23. Mindell JA, Telofski LS, Wiegand B, Kurtz ES. A nightly bedtime routine: impact on sleep in young children and maternal mood. Sleep. 2009; 32(5): 599–606.

24. Hale L, Kirschen GW, LeBourgeois MK, Gradisar M, Garrison MM, Montgomery-Downs H, Kirschen H, McHale SM, Chang A-M, Buxton OM. Youth Screen Media Habits and Sleep: Sleep-Friendly Screen Behavior Recommendations for Clinicians, Educators, and Parents. Child Adolesc Psychiatr Clin N Am. 2018; 27(2): 229–245.
25. Rydzkowski W, Canale N, Reynolds L. A review of interventions for adolescents with insomnia and the role of the educational and child psychologist: when sleep does not come easily. Educational Psychology in Practice. 2016; 32(1): 24–37.
26. Leiferman JA, Ollendick TH, Kunkel D, Christie IC. Mothers' mental distress and parenting practices with infants and toddlers. Arch Womens Ment Health. 2005; 8(4): 243–247.
27. Meltzer LJ, Mindell JA. Relationship between child sleep disturbances and maternal sleep, mood, and parenting stress: a pilot study. J Fam Psychol. 2007; 21(1): 67–73.
28. Hiller RM, Lovato N, Gradisar M, Oliver M, Slater A. Trying to fall asleep while catastrophising: what sleep-disordered adolescents think and feel. Sleep Med. 2014; 15(1): 96–103.
29. de Bruin EJ, Bögels SM, Oort FJ, Meijer AM. Efficacy of Cognitive Behavioral Therapy for Insomnia in Adolescents: A Randomized Controlled Trial with Internet Therapy, Group Therapy and A Waiting List Condition. Sleep. 2015; 38(12): 1913–1926.
30. Friedrich A, Claßen M, Schlarb AA. Sleep better, feel better? Effects of a CBT-I and HT-I sleep training on mental health, quality of life and stress coping in university students: a randomized pilot controlled trial. BMC Psychiatry. 2018; 18(1): 268.
31. Hiller RM, Johnston A, Dohnt H, Lovato N, Gradisar M. Assessing cognitive processes related to insomnia: A review and measurement guide for Harvey's cognitive model for the maintenance of insomnia. Sleep Med Rev. 2015; 23: 46–53.
32. Leach MJ, Page AT. Herbal medicine for insomnia: A systematic review and meta-analysis. Sleep Med Rev. 2015; 24: 1–12.
33. Grau K, Plener PL. Psychopharmakotherapie bei Ein- und Durchschlafstörungen im Kindes- und Jugendalter: Eine Übersicht. Zeitschrift für Kinder- und Jugendpsychiatrie und Psychotherapie. 2017; 46(5): 393–402.
34. von Kries R, Toschke AM, Wurmser H, Sauerwald T, Koletzko B. Reduced risk for overweight and obesity in 5- and 6-y-old children by duration of sleep – a cross-sectional study. Int J Obes Relat Metab Disord. 2002 26(5): 710–6. doi: 10.1038/sj.ijo.0801980. PMID: 12032757.

Notizen

Notizen

Notizen